名老中医

黄俊山 治疗失眠 学术与临床经验集

主编：黄俊山

副主编：张娅 李璟怡

编委：（按姓氏笔画排序）

王秀峰 王雅丽 邓晶晶 朱莹 刘振杰（马来西亚）

苏灿斌 李星 李清 杨珺 杨兰芳 肖绍坚

吴文宝 吴珍琴 沈银河 张敏 张瑜 张一帆

张松涛 陈成 陈祺 陈建明（马来西亚）

陈莉弘 陈铭奇 林智颖 郁阿翠 欧凌君 周丛笑

周春权 赵雄 赵欢欢 洪飞江 高毅东 郭双燕

唐娜娜 黄莎 黄真花 敬韶辉 曾雪爱 谢利坤

詹夏菲 廖淑珍 熊明珠 樊书领 樊建锋

海峡出版发行集团
THE STRAITS PUBLISHING & DISTRIBUTING GROUP

福建科学技术出版社
FUJIAN SCIENCE & TECHNOLOGY PUBLISHING HOUSE

图书在版编目（CIP）数据

名老中医黄俊山治疗失眠学术与临床经验集 / 黄俊山主编. — 福州：福建科学技术出版社，2022.11
ISBN 978-7-5335-6616-6

Ⅰ.①名… Ⅱ.①黄… Ⅲ.①失眠－中医治疗法
Ⅳ.①R277.797

中国版本图书馆CIP数据核字(2022)第003733号

书　　名	名老中医黄俊山治疗失眠学术与临床经验集	
主　　编	黄俊山	
出版发行	福建科学技术出版社	
社　　址	福州市东水路76号（邮编350001）	
网　　址	www.fjstp.com	
经　　销	福建新华发行（集团）有限责任公司	
印　　刷	福州凯达印务有限公司	
开　　本	700毫米×1000毫米　1/16	
印　　张	15.25	
字　　数	160千字	
版　　次	2022年11月第1版	
印　　次	2022年11月第1次印刷	
书　　号	ISBN 978-7-5335-6616-6	
定　　价	78.00元	

书中如有印装质量问题，可直接向本社调换

戴序

全国名老中医药专家、福建省名中医黄俊山教授的新著《名老中医黄俊山治疗失眠学术与临床经验集》即将梓行，邀我写几句话，恭敬不如从命，诗曰：

闽中名医黄俊山，祖籍偃师在中原。

世代从业岐黄术，杏林妙手四方传。

幼承庭训读本草，六岁方歌能背全。

最钦父亲医德好，行医就是行方便。

如今高堂耄耋寿，仍忙诊务勤实践。

传承衣钵有志气，从医从学呈螺旋。

世间风霜知多少，洛阳焦作频辗转。

英雄笑看淘沙浪，雨后怎无彩虹见。

年近而立赴江城，立雪国医李今庸。

求知若渴无穷尽，再拜大家张六通。

天高海阔任飞跃，更为二翁师德崇。

龟蛇有情终为伴，伯牙子期知音寻。

黄帝内经研习遍，伤寒金匮亦兼容。

华山论剑真豪迈，下山福州试剑锋。

不惑之年求深道，负笈千里到京城。

一师难求作博导，中西汇通林求诚。

北三环路风雪夜，同窗侍读恩来君。

临证心得对床谈，学术观点也争鸣。

教室常见双人影，周末结伴去旅行。

同吃同住同学习，情同手足结友谊。
南下北上分别后，信息往来更紧密。
黄兄初研痴呆病，最终定格失眠症。
首倡阴阳窹寐论，源本内经有创新。
阳入于阴是为寐，阴不纳阳失眠成。
燮理阴阳有抓手，脏腑虚实须分明。
只要经脉气血畅，亢害承制将安宁。
参入现代认知论，诊断治疗任纵横。
失眠患者千千万，认知障碍亦纷呈。
四两能拨千斤重，心理疏导要先行。
辗转反侧能入梦，多少愁容展笑盈。
精益求精君莫忘，百尺高竿再一程。
料将此集梓行后，洛阳纸贵旋风声。

戴恩来

2022 年 8 月

戴恩来，甘肃武山人。甘肃中医药大学教授，甘肃省名中医。全国首届名中医刘宝厚先生的学术传人。主要从事肾病及中医药文化研究。

自序

睡眠是人体一项重要的生理活动，人的一生有 1/4 到 1/3 的时间在睡眠中度过。睡眠是保证大脑正常活动所必需的生理性新陈代谢活动，就像呼吸、心跳、吃饭、排便一样，是生命所必须的生理过程。因为睡眠不但占用了人生如此长的时间，而且还是人体自我修复代谢、大脑整合和巩固记忆的重要环节，睡眠问题会导致身体出现其他的疾病，所以高质量的睡眠是人的健康不可或缺的组成部分。

当今社会发展了，人们的温饱解决了，物质生活丰富了，失眠的人反而越来越多。随着生活节奏的加快、竞争压力、经济损失、意外事件、抉择纠结、安全诚信问题、感情危机、人际关系等内外环境、生理与心理的各种变化，都会影响睡眠而发生失眠。

失眠是睡眠障碍中最常见的一种类型，它以频繁而持续的入睡困难和（或）睡眠维持困难并导致睡眠感不满意为主要特征。长期失眠会使人感到困倦、烦躁、郁闷、紧张不安、注意力不集中、记忆力下降、遇事犹豫不决、沮丧、意外事故和受伤的概率增加等。失眠还可导致焦虑、抑郁、精神失常、强迫症、神经官能症等神经精神疾病，甚至悲观绝望。此外，失眠具有慢性和复发性的特点，且发病率呈逐年上升的趋势，现已成为威胁世界各国民众健康的一个突出问题。

目前，认知行为疗法与药物疗法对失眠都能取得部分疗效，但由于患者对镇静催眠药物的副作用不耐受或是对产生药物依赖等不良反应有恐惧心理等因素，中医药治疗失眠更容易被患者的所接受。与此同时，失眠作为心身疾病，属于中医药整体医学体系之中擅长治疗优势病种。中医药以整体观念为指导，辨证论治为策略，从主、客观寻找问题所在，"补短板，调平衡"同时并行，在促进整体平衡和谐方面显示出明显的优势，值得研究推广。

笔者从《黄帝内经》阴阳学说对人体规律的认识出发出发，结合中医脏腑神志学说和现代医学心身同治的方法，提出了中医阴阳窬寐学说的理论观点。本书首次对于失眠的中医阴阳窬寐学说进行了较为全面的阐述，包括理论的形成、对于失眠病机的认识、对于失眠防治的思维模式、对失眠治疗的治则和经典方药等诸多方面，由此构成中医阴阳窬寐学说的完整体系。书后附录了笔者对失眠规范化诊疗的初步探索以及阴阳窬寐学说治疗失眠的典型案例，供有志于探索中医失眠的同道们探讨切磋。

本书在写作过程中，参考了相关书籍和相关学者的部分内容，未能逐一列出，敬请原作者给予理解和支持，并表示真诚的谢意。书中如有不足之处，敬请读者、同行和专家们批评指正。

黄俊山

2022 年 7 月

第一章　名医之路

1

第二章　黄俊山防治失眠的理论研究

12

第三章
黄俊山中医失眠专科的临床模式　43

第四章
黄俊山中医失眠专科的辨证施治与防治方案

61

第五章
黄俊山治疗失眠常用方法
——认知行为疗法

72

第六章
黄俊山治疗失眠经验方药

91

第七章
典型医案

110

附录
黄俊山失眠诊疗规范化方案 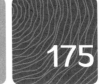 175

第一章　名医之路

一、家学渊源

据家谱《黄氏家传》所记："黄氏者，商音。系轩辕黄帝之孙高阳，是为帝颛顼也。曾孙陆终之后，封于黄国，即江夏郡（今武汉一带），故黄氏者江夏世第，遍居各地，本族先世于明初迁洛定居。"祖籍在河南省偃师县佃庄乡相公庄村，为宋朝名宰相吕蒙正故里。

黄俊山的曾祖父黄自勉是清朝秀才，其祖父黄庆曾，在河南孟津平乐村开"庆生堂"药店并行医，七兄弟中多人行医。黄俊山的父亲黄宝云，8 岁时随祖父到平乐上中华小学，因父病故，家道中落，13 岁时到象庄祖传七世妇科——大杏林堂医药店当学徒，师从河南妇科名医秦士裕的儿子秦思温、秦思恭兄弟，学徒时间长达 10 年。

1950 年黄宝云在洛阳参加新中国成立后第一次中医师开业考试，考试合格，颁发了由河南省政府主席吴芝浦、副主席牛佩宗盖印的开业执照。在陕西多地行医，最后在淳化润镇安家落户，开保安诊所。1955 年合作化，任润镇公社卫生院院长。1963 年建立五爱大队保健站并成为负责人，1973 年返回河南洛阳行医。2022 年黄宝云满 99 岁，至今仍在为患者坐诊医治。

在陕西时，当地人尊称黄宝云为"黄先生"。在行医 26 年中，他为人和气，勤勤恳恳，始终如一地将为患者服务作为自己的神圣使命，不管白天黑夜、不论刮风下雨、下雪，哪怕是大冬天刚出诊回来脱衣睡下，又被叫起就诊，也对患者有求必应。黄宝云对我们说，患者这么晚来求医，肯定是病情紧急，迫不得已，我们再苦再难也不能推辞。除了恶劣的气候外，黄宝云甚至在出诊归途中单人遇到过狼，然而他未推脱过患者的紧急求诊，只要能为老百姓解除病痛，就尽自己的所有力量，毫无怨言。

黄宝云对待病患的态度和奉献精神有目共睹，他行医多年，得到了当地老百姓的称颂和爱戴。黄宝云认真治学的态度和对患者无私的精神，也传承给了黄俊山。从 6 岁起，黄俊山就在父亲的指导下熟背"药性赋""汤头歌"等经典，在周末和寒暑假期间，他每天都在黄宝云的卫生院或保健站里当助手，耳濡目染其医风医德。因此黄俊山自幼就立志学医，以父亲为榜样走上从医之路。

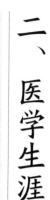

二、医学生涯

黄俊山，男，汉族。生于1958年8月。医学博士、教授、主任医师、国家二级心理咨询师、博士研究生导师。

个人履历

1975.12—1976.12 河南省洛阳市郊区卫校医疗专业学生。

1976.12—1978.03 河南省洛阳市郊区白马寺公社黑王大队赤脚医生。

1978.03—1981.03 河南省焦作卫校中医大专班学生。

1981.03—1985.09 河南省工人龙门疗养院医师。

1985.09—1988.06 湖北中医学院内经专业硕士研究生，师从李今庸教授（国医大师）、张六通教授（中医大家），获医学硕士学位。

1988.06—2000.03 福建医科大学附属协和医院（期间：1991.07—1992.03 选拔公派到日本国立长崎中央病院研修医疗技术）。

2000.03—2003.06 福建省福州市卫生局副局长（1998.09—2001.07 在

北京中医药大学中西医结合临床专业博士研究生学习，师从著名中西医结合专家林求诚研究员、黄启福教授，获医学博士学位）。

2003.06—2007.06 福建省福州市第一医院院长，2004.06 晋升主任医师，2006.08 晋升教授。

2008.10—2012.09 福建省中医药研究院院长（2009 年批准为博士研究生导师）。

2012.09—2015.10 福建省中医药研究院党委书记兼副院长。

2015.10—今福建省中医药研究院睡眠研究中心主任。

论文及著作

先后发表专业学术论文 137 篇（其中有国家级、省级和 SCI 论文），科普文章 36 篇。主编学术专著《林求诚学术经验集》《失眠的调与养》。参编《睡眠疾病食疗专家谈》《单方验方选编》《失眠防治读本》《养生靠自己》。译著 1 册——《抑郁症》（日）滨田秀伯著，译文 23 篇，译文总字数超过 15 万字。

教学

福建医科大学老年医学专业及福建中医药大学中西医结合临床专业硕士、博士研究生导师（已培养毕业硕、博士 36 名，师带徒 15 名）。

主持课题 15 项，获福州市科技进步二等奖 1 项，三等奖 2 项；中华中医药学会科学技术三等奖 2 项；福建省科技进步三等奖 1 项；中国中西医结合学会科学技术三等奖 2 项；获福建医学科技三等奖 3 项。国家专利 5 项，已转化 2 项。

现主持国家自然基金项目"基于阴阳寤寐学说的交泰丸及其拆方对睡眠时相的影响及调节 GABA 信号通路的作用"（项目批准号：81774285）1 项，参加 2 项。主持国家重点研发计划课题"中药联合认知行为、运动、音乐、芳香等综合疗法防治失眠的方案优化"（课题编号：2018YFC1705600）以及国家继续医学教育 2 项。

荣誉

1998 年被评为福建省卫生系统首批跨世纪学术和技术带头人后备人选（第三层次）。

2005 年 6 月被评为全省第三批卫生系统学术技术带头人后备人选（第二层次）。

2003 年被评为中华中医药学会先进会员。

2005 年度获福州市"十佳"知识型职工标兵称号。

2006 年在对口支援西藏医疗卫生工作中表现优异，成绩突出，被授予"藏民心中的好门巴——白衣天使"称号。

2011 年获中国中西医结合学会第二届中西医结合贡献奖。

2011 年获首届"福建省医德标兵"光荣称号。

2012 年获评首届福建省有突出贡献中青年专家。

2017 年被评为福建中医药大学优秀研究生指导老师。

2017 年成为第六批全国老中医药专家学术经验继承工作指导老师。

2018 年获福建省名中医。

2022 年成为第七批全国老中医药专家学术经验继承工作指导老师。

2022 年获全国名老中医药专家传承工作室。

学术任职

现为国家重点专科（神志病）学术带头人；中医心理学学科及学术带头人；国家中医药管理局中医药文化科普巡讲团成员；闽江科学传播学者；福建省医学会首批健康科普讲师；福建省中医药防治脑功能障碍重点研究室主任；福建省中医睡眠医学重点实验室主任；全国名老中医药专家林求诚传承工作室负责人；福建中医药大学优秀研究生指导老师；福建省中医药科学院睡眠研究中心主任。

社会任职

曾担任中华中医药学会神志病分会副主任委员；中国中西医结

合学会活血化瘀专业委员会副主任委员；中国中西医结合学会神经科专业委员会学术部委员；世界中医药学会联合会临床疗效评价专业委员会理事、中药上市后再评价专业委员会常务理事；中国药学会药物安全评价研究专业委员会委员；中华中医药学会脑病分会委员；福建省康复医学会副理事长；福建省中西医结合学会精神病分会委员。

现任世界中医药学会联合会睡眠医学专业委员会副会长、女性睡眠学组组长；中国睡眠研究会中医睡眠医学专业委员会常务委员；中华中医药学会科普分会常务委员；福建省中医药学会科普分会主任委员；福建省中西医结合学会活血化瘀专科分会副主任委员、睡眠医学分会副主任委员；福建省睡眠医学会常委；福建省医学会科普分会副主任委员。

三、理论学术

（一）失眠的中医理论

（1）整理提出中医阴阳寤寐学说

黄俊山整理提出了治疗失眠的中医阴阳寤寐学说，并在理论、临床、科学实验方面形成了系统的研究。阴阳窍寐学说结合脏腑神志学说，形成中医睡眠医学的基本理论框架。

（2）总结提出防治失眠之思维模式

黄俊山提出对于失眠防治的临床思维要注重4种模式的结合：①医患互动的审证求因模式。②医患分工的身心同治模式。③注重形式和规律的研究模式。④注重医疗与养生配合的治疗模式。

（二）失眠的临床治疗

（1）总结出中医失眠专科治疗的临床模式

黄俊山在中医失眠专科临床实践中逐渐探索出具有中医特色的失眠专科临床模式。总结出了四诊法则、病因法则、病机法则、阴阳法则、病机法则等中医失眠专科的临床规范，创新设计了调理失眠的阴阳窍寐操。

（2）总结因人制宜认知行为（移精变气）疗法

失眠者除了躯体疾患影响外，绝大多数是因为生物钟紊乱和认知行为误区所致。因此，纠正认识误区是许多失眠者的治本之法。认知行为疗法在临床上实施起来并不容易，黄俊山依据失眠专科多年的经验，逐渐总结出一整套行之有效的纠正失眠者认知行为误区方法，帮助其改变执念和错误生活习惯。

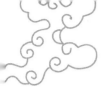

（3）推广失眠临床治疗方案的规范化

随着失眠患者人数的不断增加，中医对于失眠的规范治疗也越来越受到重视。黄俊山作为世界中医药学会联合会睡眠医学分会副会长，筹备成立了女性睡眠研究协作组并担任组长，带领学组以围绝经期女性的失眠特点展开研究，为世界中医药学会联合会睡眠医学分会拟定了《中医药治疗围绝经期失眠临床方案》。此外，还为中华中医药学会神志病分会草拟了《中医失眠（不寐）诊疗指南探讨》，为中国中医药中国行拟出《管理个体人健康状态风险——失眠防治的 KY3H 健康保障服务）方案。

（三）失眠的科普科研

（1）睡眠科普宣教

黄俊山积极参与失眠的科普宣教活动，强调"养生靠自己，养生先养心"。养生需要先了解自己，探索适合自己的生活方式并努力去执行，才能达到稳定的效果。通过让失眠病友及民众听得懂、学得会、用得上的方式、方法进行科普宣教，改变影响睡眠的不良生活习惯，改善睡眠质量，预防失眠。

（2）科研成果转化

黄俊山获国家专利 5 项，并将两项国家专利转让转化为产品，服务于社会。其中中国发明专利——昼夜分治法（昼精与夜瞑方），运用于老年人昼夜颠倒的治疗，收效良好，取得了一定的社会效益。

第二章

黄俊山防治失眠的理论研究

一、阴阳寤寐学说

（一）阴阳寤寐学说理论渊源与主要内容

1. 阴阳寤寐学说的形成

阴阳学说是古人用于认识自然和解释自然的世界观和方法论，它包含着古代的唯物论和辩证法。阴阳学说认为，宇宙世界是物质的整体，是阴阳运动、变化的结果。宇宙间的万事万物都包含着阴阳对立统一的两个方面，由于阴阳对立统一、互根互用的特点，产生了宇宙间的一切事物及其发生、发展、变化和消亡。天地阴阳的盛衰消长，形成了昼夜晨昏的节律变化。基于"整体观念"及"天人相应"的自然规律，平旦人体的阳气随自然界阳气生发而由内出外，阳气渐长，人起床活动（寤）；黄昏阳气渐消，入夜则阳气潜藏于内，人即睡眠休息（寐）。古代医家注意到了人体"入夜则寐，入昼则寤"的"睡眠—

觉醒－睡眠"现象，意识到人体觉醒与睡眠的寤寐变化与自然界天地之阴阳消长节律相应，这就形成了阴阳寤寐学说的雏形。

2. 阴阳寤寐学说的发展

成书于春秋战国时期的《黄帝内经》以阴阳学说为纲领，奠定了中医睡眠医学的基蕴。《灵枢·大惑论》云："夫卫气者，昼日常行于阳，夜行于阴，故阳气尽则卧，阴气尽则寤。"《素问·病能论篇》曰："人有卧而有所不安者何也？……藏有所伤及，精有所之寄，则安，故人不能悬其病也。"由于脏腑功能损伤，阴精有所偏，阴阳不和，则夜寐不安。《灵枢·营卫生会》认为老年人"不夜瞑"的病机是"老者之气血衰……其营气衰少而卫气内伐，故昼不精，夜不瞑"。

后世医家在《黄帝内经》基础之上，对阴阳寤寐学说进行了不断地拓展与延伸。张仲景《伤寒杂病论》，以六经辨证为特点，在论述外感病的同时论述了由外感病引起的睡眠障碍，如"虚烦不得眠""昼日烦躁不得眠""阳明中风……，鼻干，不得汗，嗜卧"等，意思是阴阳协调，心神安宁，则寤寐正常。若邪气入里化热阳盛，阳盛卫气留于阳分而不得入于阴分，故失眠（不寐）；热易伤阴，阴虚可致虚烦不得眠。反之，阳虚阴盛，阴盛则安静，故"但欲寐"。此外，巢元方《诸病源候论》、孙思邈《备急千金要方》、王焘《外台秘要》、刘完素《素问·玄机原病式》、王肯堂《政治准绳》、张锡纯《医学衷中参西录》等，均从阴阳立论，从不同角度对睡眠障碍的病因、病机、治疗等方面进行了阐述。

3. 阴阳寤寐学说的内容

（1）寤寐调适，阴阳相和是根本

睡眠（寐）与觉醒（寤）是人体内阴阳矛盾运动产生的一种主动过程，与自然界阴阳变化的过程是相一致的。《素问·金匮真言论》说："平旦至日中，天之阳，阳中之阳也；日中至黄昏，天之阳，阳中之阴也；合夜至鸡鸣，天之阴，阴中之阴也；鸡鸣至平旦，天之阴，阴中之阳也。故人亦应之。"天地自然界白天阳长阴消，晚上阴长阳消，人体白天阳气盛，夜晚阴气盛，寤寐的阴阳交替演变与之相对应。《黄帝内经》认为"阴主静阳主躁"，《类证治裁·不寐篇》曰："阳气自动而之静，则寐；阴气自静而之动，则寤；不寐者，病在阳不交阴也。"寤寐变化符合阴阳的对立、互根、消长与转化规律。

同时中医认为，睡眠（寐）和觉醒（寤）与营卫循行密切相关，《灵枢·口问》曰："卫气昼日行于阳，夜半则行于阴。阴者主夜，夜者卧……阳气尽，阴气盛则目瞑，阴气尽而阳气盛，则寤矣。"人体昼起夜卧是自然规律，寤寐的交替，营卫之气的正常运行，机体阴阳调和是根本。一日之中随着阳气的入里出表，阴阳盛衰主导着睡眠与觉醒，睡眠是以阳气的潜降封藏为主要内在因素。《灵枢·营卫生会》也从营卫之气的运行，来讲解睡眠的节律："营气行于阴二十五度，行于阳二十五度，分为昼夜，故气至阳而起，至阴而止。"其中的"起、止"指的就是寤与寐。张志聪注释此句为："气至阳则卧起而目张，至阴则休止而目瞑。"从阴阳角度解释了人们为什么要睡觉，并且是晚上睡而白天起，人体睡眠和觉醒的产生是按照日夜节律而交替出现。

此外，先贤还从经络阴阳跷脉入手，对寤寐进行了解释。《灵枢·寒热病》载："阴跷阳跷，阴阳相交，阳入阴，阴出阳，交于目锐眦。阳气盛则瞋目，阴气盛则瞑目。"这就是说白天阳气盛，故人体处于清醒状态，夜间阴气盛，易产生睡眠。人如果不能获得正常睡眠，表现为入睡困难，或寐而不酣，或时寐时醒，醒后再难入睡，中医称为"不寐""目不瞑"，就是现在所说的失眠。

除此之外，《素问·脉要精微论》曰："是知阴盛则梦涉大水恐惧，阳盛则梦大火燔灼，阴阳俱盛则梦相杀毁伤。"《灵枢·淫邪发梦》中提到的"使人卧不得安而喜梦""上盛则梦飞，下盛则梦堕"等，都阐述了寤寐交替与阴阳的关系，指出梦境亦受到阴阳变化的调节这一现象，使中医阴阳寤寐学说内容得以充实和完善。

（2）寤寐失常，阴阳失调是主要的病机基础

寤寐调适是阴平阳秘的一种特殊表现形式，而寤寐失常则多是阴阳平衡失调的结果。

阳盛阴虚易失眠——寤多寐少

《灵枢·邪客》曰："夫邪气之客人也，或令人目不瞑不卧出者……厥气客于五藏六府，则卫气独卫其外，行于阳不得入于阴……阴虚故目不瞑。"意思是邪气客于脏腑，卫气不能入阴致失眠。张景岳在《景

岳全书·不寐》中将失眠分为有邪、无邪两种类型，认为"有邪者多实证，无邪者皆虚证"，无邪是指"思虑劳倦惊恐忧疑，及别无所累而常多不寐者，总属真阴精血之不足，阴阳不交，而神有不安其室耳"。有邪者又分为外邪、内邪，"凡如伤寒、伤风、疟疾之不寐者，此为外邪深入之扰也，如寒如火，如寒气水气，如饮食忿怒之不寐者，此皆内邪滞逆之扰也"。故张氏认为"寐本乎阴，神其主也，神安则寐，神不安则不寐。其所以不安者，一由邪气之扰，一由营气之不足耳"。营气，是循行于脉内具有营养作用的气。营行脉中，是血液的重要组成部分，营与血关系密切，常"营血"并称。营属阴，故又常称"营阴"。营气不足，真阴精血匮乏，即阴虚，易致失眠。《医效秘传·不得眠》中对失眠进行了分析"夜以阴为主，阴气盛则目闭而安卧，若阴虚为阳所盛，则终夜烦扰而不眠也"。《灵枢·大惑论》云："黄帝曰：病而不得卧者，何气使然？岐伯曰：卫气不得入于阴，常留于阳，留于阳则阳气满，阳气满则阳跷盛，不得入于阴则阴气虚，故目不瞑矣。"也就是说，卫气滞留于阳经，夜晚不能尽行于阴分，造成人体阳气过盛，阳不交阴而导致失眠。故失眠证多属阳盛阴衰，阴阳失调。任何影响阳气潜降封藏的因素，均可导致失眠。

阴盛阳虚易困倦——寐多寤少

《灵枢·寒热病》云："阳气盛则瞋目，阴气盛则瞑目。"《灵枢·口问》曰："阳气尽，阴气盛，则目瞑；阴气尽而阳气盛，则寤矣。"说的是阴阳失调，阳气虚衰，阴气盛则出现嗜睡病症。《灵枢·大惑论》言："人之多卧者，此人胃肠大而皮肤湿，而分肉不解焉。……故肠胃大则卫气行留久；皮肤湿，分肉不解，则行迟。留于阴也久，其气不清则欲瞑，故多卧矣。"指出了卫气留于阴分久则嗜睡的现象。《类证治裁》云："多瞑者，阳虚阴盛之病。"《医学入门》云："多眠阴盛，而昼寝不厌。"以上论述均指出阳衰阴盛，易致多瞑。

阴阳寤寐学说源远流长，体现着中医整体观念、辨证论治的思想精髓，植根于阴阳学说，是阴阳学说的拓展和细化。它对于指导临床睡眠障碍的辨证施治具有深远的意义。

（二）从阴阳寤寐学说中分析失眠的病机

1. 失眠的病机总属阴阳不交

中医的睡眠学说繁多，有阴阳学说、营卫学说、神主学说、脑髓学说、魂魄学说等，它们相互关联，互相渗透，共同构成了中医睡眠理论体系，其中阴阳学说发挥着统领作用。《类证治裁·不寐》明确提出："不寐者，病在阳不交阴。"

2. 阳盛阴虚是失眠的主要病机

失眠患者或阳盛，或阴虚均会导致阴不足以敛阳，阳气浮越为外，故而可见失眠；或阴阳虽无偏盛偏衰的病理改变，但病邪阻碍了"阳入于阴"的道路，亦可引起患者失眠。如《灵枢·大惑论》云："黄帝曰：病而不得卧者，何气使然？歧伯曰：卫气不得入于阴，常留于阳则阳气满，阳气满则阳蹻盛，不得入于阴则阴气虚，故不目瞑矣。"

也就是说，卫气滞留于阳经，夜晚不能尽行于阴分，造成人体阳气过盛，阳不交阴而导致失眠。《医效秘传·不得眠》中对失眠进行了分析"夜以阴为主，阴气盛则目闭而安卧，若阴虚为阳所盛，则终夜烦扰而不眠也"。指的就是阴虚不足以敛阳，而致不眠。《灵枢·邪客》曰："夫邪气之客人也，或令人目不瞑，不卧出者……厥气客于五脏六腑，则卫气独卫其外，行于阳，不得入于阴……阴虚，故目不瞑。"意思是邪气客于脏腑，卫气不能入阴致失眠（不寐）。故失眠证多属阳盛阴衰，阴阳失交。任何影响阳气潜降封藏的因素，均可导致失眠。

3. 阳虚、阴阳失交亦导致失眠

历代医家对失眠的辨治，大多从阳盛阴虚着手，往往会忽略阳虚失眠。结合临床诊治体验，阳虚阴阳不交的失眠患者亦不在少数。结合史料记载，阳虚失眠以老年人多见。如明朝戴元礼《证治要诀·虚损门》中提到"年高人阳衰不寐"，说的是老年人失眠是因年高阳气衰弱所致，指出老年失眠的基本病理特点。清朝冯兆张《冯氏锦囊·卷十二》曰，"老年人阳气衰弱，则睡轻微易知"，意思是老年人由于阳气衰弱，可导致睡眠结构的紊乱，眠浅易醒，睡眠质量差。

在临床工作中还发现阳虚失眠的年轻患者也不在少数。究其原因是由于现代社会生活方式的改变，很多年轻人夜精昼伏，久而久之会耗伤人体阳气，正如葛洪《抱朴子内篇卷十三·极言》中所提及"寝息失时，伤也"；或嗜食冷饮；或起居调摄不当，衣着单薄；或久坐久卧，不喜运动；或生活工作压力大，致劳倦内伤等。均会造成阳气

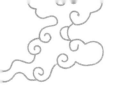

生成不足或大量消耗，形成阳虚的病理基础，阴阳交接不利，而出现失眠。

4. 阴阳相交，寤寐调适是治疗失眠的关键

中医学天人相应、整体观念的思想精髓是中医阴阳寤寐学说形成的基础。阴阳正常有序的交感、消长、升降是寤寐调适的核心内容。寤寐失常的治疗，谨遵《素问·至真要大论》中所提及的："谨察阴阳所在而调之，以平为期。"

5. 生活起居有规律，寤寐交替顺阴阳

自然界的阴阳消长变化产生昼夜节律，人体的寤寐转换只有顺应自然界昼夜节律的变化，方可保持"昼精而夜寐"的正常生理状态。正如《素问·上古天真论》中说："起居有常，不妄作劳，故能形与神惧，而尽终天年，度百岁乃去。"故诊治失眠患者不仅要注重患者在晚间入睡时间与入眠行为习惯的改善，还要提高失眠患者白天的生活质量与工作效率。昼精（寤）和夜寐（寐）同样重要，睡得好是为了醒得好，醒得好有助于睡得好，这是治疗的关键所在，是顺应中医整体观的体现。

此外，四季睡眠起居要与四时生长化收藏规律相应。正如《素问·四气调神大论篇第二》所说，"春三月，此谓发陈，天地俱生，万物以荣，夜卧早起……夏三月，此谓蕃秀，天地气交，万物华实，夜卧早起……秋三月，此谓容平，天气以急，地气以明，早卧早起……冬三月，此

为闭藏，水冰地坼，无扰乎阳，早卧晚起……"

（三）阴阳寤寐学说与脏腑神志学说

中医理论的特点和优势之一是整体观。天人合一，形神合一。人体需顺应自然界的变化，入夜寐，入昼寤，方有利于身体康健。同样，人体自身也是以五脏为中心，借助经络，联合六腑、五体、五官、五华等的统一整体。此外，人的精神和形体也是密不可分的，神为形之主，形为神之宅，神是依附于形体而存在的。人的精神情志由五脏精气所化生，活动是否正常与五脏盛衰直接相关。人的精神意识包括神魂意魄志，情志活动包括喜怒忧思悲恐惊等。

脏腑、精神情志、睡眠三者相互影响。《素问·宣明五气》《灵枢·本神》《灵枢·九针》等按"心藏神""肝藏魂""肺藏魄""脾藏意""肾藏志"，从五脏整体角度阐述了脏腑与神志的关系。临床失眠患者发病受情志影响极大，如肝气郁结、过度思虑，必定会导致睡眠变差。心主血脉功能紊乱时，肝藏魂功能受损，出现失眠多梦；脾运化无力，气血化生乏源，心脾两虚而见失眠；肝主疏泄，当来自外界压力过大导致情绪抑郁，肝疏泄失常，肝不藏魂而多梦，有时会梦魇等。故失眠不能只从心脑论治，"五脏六腑皆令人不寐"。

人体是一个统一的整体。阴阳寤寐学说正是在此基础上建立起来的，用对立统一的观点来阐述人体睡眠的生理和病理现象的学说。阴阳寤寐学说结合脏腑神志学说，构成中医临床辨治失眠的主要理论基础。在阴阳两个总纲的指导下，结合脏腑神志学说，才能既有总论又有细分地治疗失眠这一复杂的临床病症。

（四）阴阳寤寐学说对失眠的阴阳辨证论治

1. 失眠阴证与阳证

基于阴阳寤寐学说，我们把失眠分为阳证、阴证失眠两大类。人之寤寐是与自然相适应的结果，卫行于阴与阳，是寐与寤的根本原因，而神主宰着睡眠。火热扰神引起的失眠为阳证失眠，实火扰心为阳中之阳证失眠，虚火扰心为阳中之阴证失眠；心神失养为阴证失眠，因虚致心神失养为阴中之阴证失眠，因实致心神失养为阴中之阳证失眠。中医对睡眠医学的研究内容丰富，从广义角度来说，阴阳失调是睡眠障碍发病的总病机，我们根据中医阴阳寤寐学说，将失眠分为阳证阴证两大类，现具体论述之。

《素问·灵兰秘典论》云"心者，君主之官，神明出焉"，明代张介宾在《类经·脏象类》进一步注解言："心者，君主之官，神明出焉。心为一身之主，享虚灵而含造化，具一理而万机，脏腑百骸，唯所是命，聪明智慧，莫不由之，故曰神明出焉。"《灵枢·邪客》言心为"五脏六腑之大主"。五脏生神，《灵枢·本神》云："肝藏血，血舍魂……脾藏营，营舍意……心藏脉，脉舍神……肺藏气，气舍魄……肾藏精，精舍志……"心是可接受外界客观事物并作出反应，进行心理、意识和思维活动的脏器，人体复杂的精神、思维活动实际上是在"心神"的主导下，五脏协作共同完成的。临床中失眠患者许多是心理负担过重，无法驾驭自己躁动的"神魂魄"所致。基于心主神志导致的失眠，主要有火热扰神与心神失养。

（1）火热扰神导致阳证失眠

火为阳邪，其性炎上，易扰心神，神扰则难以安卧。由于火热扰神引起的失眠为阳证失眠，包括心本脏之火扰神明与他脏之火或因他邪之火引动心火。实火扰心引起的为阳中之阳证失眠，虚火引起的为阳中之阴证失眠。

心本脏之火扰神明，即心火上炎直扰本神。马捷等强调"阳热"为失眠发病的核心，所涉脏腑尤以心脏为主。王纪彪认为，心为火脏，心火静，则神安而寐；火欠常，舍不安则不寐。心火扰神是失眠最重要的因素之一。另外，心为阳脏，位于膈上，其性属火。肾为阴脏，位在下焦，其性为水。生理情况下，心火下降于肾，以滋肾阳，使肾水不寒，肾水上济于心，以滋心阴，使心火不亢，此为心肾相交，水火既济；病理情况下，心火亢盛或心阴不足，阴不敛阳，心火上亢，不降于肾，或是肾水不能上济于心，以致心肾不交，则可见心烦失眠。

他脏之火或因他邪之火引动心火，如肝火扰心、阳明之火扰心、肾阴虚火旺、痰热扰心等，皆可导致失眠。《素问·刺热》曰："肝热病者，小便先黄，腹痛多卧身热，热争则狂言及惊，胁满痛，手足躁，不得安卧。"此为肝火扰心引起的失眠。《伤寒论》云，"发汗吐下后，虚烦不得眠，若剧者，必反复颠倒，心中懊憹，栀子豉汤主之"。"阳明病，若发汗则躁，心愦愦，反谵语。若加温针，必怵惕，烦躁不得眠。若下之，则胃中空虚，客气动膈，心中懊憹，舌上苔者，栀子豉汤主之"。阳明病误用辛温发汗或强加温针，则里热愈炽，热郁胸膈，热扰心神则烦躁不得眠；阳明病若轻率攻下，则下后胃中空虚，胃肠损伤，而邪热犹存，邪热乘虚扰于胸膈，出现心中烦闷殊甚，难以入睡。可见，火热之邪，留于胸膈，扰及心神，以致心胸烦闷而不眠。《问斋医案·卷一》云："肾水下亏，心阳上亢，阳跷脉满，不成寐。"指出因肾水不足，不能上不济于心，久而阴虚火旺，扰动心神而致失眠。《素问·热论》云："伤寒一日，巨阳受之，故头项痛腰脊强。二日阳明受之，阳明主肉，其脉侠鼻络于目，故微热目疼而鼻干，不得卧也。"此为他邪之火扰动心神而致失眠。《张氏医通·不得卧》云："脉滑数有力不得卧者，中有宿滞痰火，此为胃不和则卧不安也。"指出食积肠胃，滋生痰火，扰动心神，而致失眠。

（2）心神失养而导致阴证失眠

心神失于濡养，神不得宁，不能安居于体，则引起失眠，为阴证失眠。包括心之本脏心血心阴亏虚以及他脏或他邪引起的心神失养。其中，因虚致心神失养者为阴中之阴证失眠，因实致心神失养者为阴中之阳证失眠。

心之本脏心血心阴亏虚，主要跟心的功能有关系。《灵枢·本神》云，"心藏脉，脉舍神"，经脉以及血络的联属可联络脏腑百骸，共同完成心主神和心主血脉的功能。《灵枢·决气》云："中焦受气取汁，变化而赤，是谓血。"《素问·阴阳应象大论》云，"心生血"，血虽来源于中焦脾胃运化的水谷精气，但水谷之精需奉心神赤化方能转化为血。血与神相关，血的生成需赖心神调节同时血的化源不足或亏损太过，又会造成神的功能失常。故《灵枢·平人绝谷》云，"血脉和利，精神乃居"，《素问·八正神明论》云，"血气者，人之神，不可不谨养"，二者均强调了血对神的影响。故血与脉是"心藏神"的物质基础。阴血不能奉养心神，神不内守，魂不安定，则发失眠。

他脏或他邪引起的心神失养，包括肝血不足、脾胃亏虚、肾精不足、痰蒙心窍等均可引起。《灵枢·本神》云，"肝藏血，血舍魂"，"随神往来者谓之魂"，如肝血不足，不能奉养心神，魂无居所，则发失眠（不寐）。《证治类裁·不寐》云，"思虑伤脾，脾血亏损，经年不寐"，思虑太过，损伤心脾，心血暗耗，神不守舍或脾虚生化乏源，营血亏虚，不能奉养心神而致失眠。《景岳全书·不寐》云："真阴精血不足，阴阳不交，而神有不安其室耳。"指肾精不足，而精血同源，血不养心则心神不安失眠。《杂病源流犀烛·不寐多寐源流》云："有心胆俱怯，触事易惊，梦多不祥，虚烦不寐者。"此为心胆气虚引起的失眠。若痰湿、瘀血等他邪蒙心窍，致心神不养者，可能多睡，也可能失眠。

（3）阴证失眠与阳证失眠的关系

火为阳邪，其性炎上，易扰心神，外火为病因学概念，内火具有外火类似的特性，包括阳气过极化火，邪郁化火，五志过极化火，阴虚火旺等，为病机学概念。外火导致的失眠大多为实证，为阳中之阳证，内火导致的失眠有实有虚，为阳中之阳也有阳中之阴证失眠。心主血脉、心主神志，为五脏六腑之大主，心神赖心血之充养，心之本脏失养引起的失眠多为虚证，为阴中之阴证失眠。他脏之虚致心神失养，导致的为阴中之阴证失眠，他脏之实或他邪致心神失养，导致的为阴中之阳证失眠。

当然，火热耗伤心血，日久心血不足，不能奉养心神，也可以致心神失养，而心神本身失养，如若再加火热上扰，阴中复有阳证，则会加重失眠。

总而言之，原发性失眠患者阳证居多，以肝郁化火证和阴虚火旺证多见。阳证患者年龄较大，男性、独身比例较高，体育锻炼强度较小，胆固醇摄入量低，缺乏社会支持与联系以及兴趣爱好，总体睡眠质量差，主要表现为睡眠时间短、觉醒次数多以及睡眠效率低下。"阳不入阴"为失眠的总病机，一般阳证失眠偏于焦虑，阴证失眠偏于抑郁。关于心主神志分阴证阳证失眠的理论广泛运用于临床，基于此理论对阴证阳证失眠进行分类，有利于临床对失眠初步定性，进行辨证施治。在用药方面，阴证、阳证失眠的辨证，对药物寒热温凉，四气五味等的选择与运用有指导意义。

2. 失眠阴阳辨证的临床论治

阴阳寤寐学说对阴证阳证失眠分类理论，是临床对失眠诊治的初步定性，用药方面运用正治原则，以偏纠偏，根据药物的寒热温凉平等属性治疗阴证阳证失眠。

古代医家对阴证阳证失眠已有较多论述。《血证论·卷六·卧寐》云："心病不寐者，心藏神，血虚火妄动，则神不安，烦而不寐，仲景黄连阿胶汤主之。阴虚痰扰，神不安者，猪苓汤主之。一清火，一利水，盖以心神不安，非痰即火。余每用朱砂安神丸，加茯苓、琥珀。或用天王补心丹。"论述了火热扰心神，痰热扰心神，阴虚火热扰神，为阳证失眠，用药以黄连阿胶汤清心火，猪苓汤利水养阴清热，朱砂安神丸镇心安神，天王补心丹滋阴清热，用药均偏于寒凉。《费绳甫先生医案·情志》云："抑郁伤肝，火升无制，挟痰销铄心营，神魂飞越，入夜尤甚。夜不成寐，喜笑呓语，坐立偏倚。"此为痰火扰神所致的阳证失眠，治宜清火化痰，镇魂安神，用药亦偏于寒凉。《四科简效方·甲集·内科通治·安神》云："凡心神过扰，营血耗伤，悲愁不乐。用甘草一钱，小麦三钱，红枣（每枚以银针刺七孔）七枚，野百合七钱，莲子心七分，水煎去滓，入青盐一分服。"论述了心血亏虚，心神不宁的失眠。阴中之阴证失眠，当养心血以安神，用药较为平和。

失眠辨证可分肝郁化火、痰热内扰、阴虚火旺、心脾两虚和心虚胆怯五型。其中，肝郁化火、痰热内扰和阴虚火旺三型为阳证，心脾两虚和心虚胆怯两型为阴证。

（1）失眠的阴阳辨证思路

根据近现代名老中医辨治失眠的证型规律，参照传统辨证方法归纳出的病性证素描述，可归纳出阳亢类、阴虚类、血虚类、痰湿类、气虚类、气滞类、血瘀类、胃不和类八大证群。据临床观察，以失眠为主诉的患者，绝大多数存在着阴虚阳亢的证型状态，提示在辨治过程中应多考虑到阴虚阳亢的因素，改善阴虚阳亢的整体状态，这对于提高辨治失眠的疗效，防止其反复发作有积极的意义。

原发性失眠患者阳证居多，以肝郁化火证和阴虚火旺证多见。阳证患者年龄较大，男性、独身比例较高，体育锻炼强度较小，胆固醇摄入量低，缺乏社会支持与联系以及兴趣爱好，总体睡眠质量差，主要表现为睡眠时间短、觉醒次数多以及睡眠效率低下。临床治疗依然遵循调整阴阳的总原则。

（2）失眠阴阳辨证治则和用药

对失眠进行阴证阳证分类，特别是基于心主神志分阴证阳证失眠，阴阳中又复有阴阳，此理论在临床广泛运用，通过阴阳辨证确立治则，通过药物的寒热温凉，四气五味等加以选择与运用。

正治是中医治病的基本原则之一，即采用与疾病的证候性质相反的方药而治的一种治疗原则，所采用的方药与疾病的性质相逆。包括寒者热之，热者寒之，虚则补之，实则泻之。总体来说，纠偏是中医最常用的方法，治疗阳证失眠药物偏于寒凉。阳中之阳证失眠要泻亢盛之实火，寒凉之性较为明显；阳中之阴证失眠当滋阴清热，寒凉之性不明显，微寒较为缓和。治疗阴证失眠药物以平为主，偏于温。阴中之阴证临床较多，当温补但又不能过于温燥，温燥太过不利于阳气入阴，以平为主微温即可；阴中之阳证，如痰湿、瘀血引起失眠，此类证型临床所见相对较少，用药在偏温的基础上，加用祛痰、化瘀去实之品。

3. 失眠的昼夜分治法

古人将人体正常的昼夜状态称为"昼精夜瞑"。反之，不正常的昼夜状态称为"昼不精，夜不瞑"。"夜瞑"即夜间保持正常的睡眠状态，只有夜间高质量的睡眠才能及时有效的恢复白天保持"昼精"状态所需要的精力及体力。相对应的，"昼精"即白天精力旺盛，只有白天进行足够的机体活动，才能产生保持"夜瞑"状态所需要的睡眠需求。失眠患者往往昼夜状态紊乱：夜间睡眠不足，导致白天神疲乏力、精神不振，不足以应对日常活动所需，进而活动量减少，产生焦虑、烦躁等不良情绪；而入夜相比正常状态，精神亢奋、烦躁不安，以致难以入眠，如此形成恶性循环。

《难经·八难》中有云："气者，人之根本也。"中医认为气是构成人体的基本物质之一。《素问·六微旨大论》又指出："出入废则神机化灭，升降息则气立孤危。故非出入则无以生长壮老已；非升降则无以生长化收藏。是以升降出入，无器不有。"可见气机的正常升降出入运动是维持人体正常生命活动的根本。而这具体到营卫，就体现在营卫的正常循行是人体保持正常昼夜状态的根本。

（1）"昼精而夜瞑"的理论认识

"昼精而夜瞑"作为正常的人体昼夜状态最早见于《黄帝内经》。《灵枢·病传》曰："何谓旦醒……明于阴阳，如惑之解，如醉之醒……何谓夜瞑……暗乎其无声，漠乎其无形……"《医学原始》对正常的

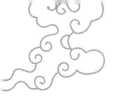

昼夜状态有详细的论述。即人在白天各种器官充分发挥功能，机体的精力、思维、记忆、意志、情绪及体力保持在最佳状态，以满足白天的活动需要；夜晚各种器官功能收敛，感知减弱，意识减退，身心处于宁静和放松的状态。《灵枢·营卫生会》有云，"荣卫之行，不失其常，故昼精而夜瞑"，由此可见营卫的正常运行是人保持正常的睡眠觉醒机制的基础。"营在脉中，卫在脉外，营周不休，五十而复大会。阴阳相贯，如环无端。卫气行于阴二十五度，行于阳二十五度，分为昼夜，故气至阳而起，至阴而止。"（《灵枢·营卫生会》）则叙述了营卫的昼夜运行规律。《灵枢·口问》曰："卫气昼日行于阳，夜半则行于阴，阴者主夜，夜者主卧……阳气尽，阴气盛，则目瞑，阴气尽而阳气盛，则寤矣。"可见，卫气昼行于阳，夜行于阴形成了睡眠觉醒机制的生理过程。"昼精而夜瞑"的正常睡眠觉醒机制是营卫循行昼夜节律性的功能表现。

营卫保持正常的昼夜循行规律，可以维持正常的"昼精夜瞑"睡眠觉醒机制。若营卫在循行过程中卫气因受扰不得入阴，或因虚弱无力入阴，或因营气受扰不能接纳卫气，或因营气亏虚接纳无权，或因二者之间的出入道路不畅而影响卫气的正常纳入，均会导致夜间睡眠紊乱。反之，卫气无法正常出于营阴将导致觉醒障碍。有如《灵枢·大惑》曰："人之多卧者，何气使然……肠胃大则卫气行留久，皮肤湿分肉不解则行迟。留于阴也久，其气不精则欲瞑，故多卧矣。"肠胃较大的人，卫气在体内循行路线长，再兼皮肤肌肉组织滞涩，卫气在体表运行受阻，导致卫气无法顺利遵循昼夜循行规律，出现白天精神不振、困倦思睡。《灵枢·邪客篇》云："今厥气客于五藏六府，则卫气独行于外，行于阳……不得入于阴，阴虚，故不瞑。"若邪气侵袭机体，卫气奋起驱邪于外，不能入于阴分，羁留阳分过久，就会导致阳气偏盛，阴阳失和，以致不能闭目入睡。可见，营卫不能正常循行直接导致了昼夜节律的紊乱。

（2）老年人失眠多属"昼不精，夜不瞑"

《灵枢·营卫生会》说："老者之气血衰，其肌肉枯，气道涩，五脏之气相搏，其营气衰少而卫气内乏，故昼不精，夜不瞑。"老年人由于年老体衰，肌肉枯瘦，气道不畅，脏腑功能渐衰，营卫内耗，致使营卫循行不相协调，夜间卫气则不能随营气循行阴经或内脏，导致营气的濡养功能减弱，营卫不足以助五脏涵敛其神气，致使神气浮越，则出现夜间不能正常睡眠，即"夜不瞑"；晨起卫气本该出于营阴，营阴不足，则卫气内伐，羁留营间而不出，则白天不能保持正常的觉醒状态，患者常表现为精神萎靡、困倦思睡、反应迟钝、健忘等现象，即"昼不精"。夏晨等研究发现在127例老年失眠患者中，气虚质、阳虚质、血瘀质所占比例最多，且随着年龄的增长，虚性体质所占的比例越来越高。这一研究结果间接说明了古人关于老年人失眠的上述论断。

（3）老年人失眠昼夜阴阳分治法

中医认为睡眠的机理是阳气入于阴分，神（精神意识思维）归于心（魂归舍）的结果。神由血液滋养，血是神志活动的物质基础，由阳气带动发挥功能。人的阳气在白天运行于周身阳经，夜晚运行于阴经。心肾相交，水火既济则眠安身健。老年人大多气血衰，肌肉枯，气道涩，五脏之气相搏，其营气衰少而卫气内伐，故《灵枢·营卫生会》云，"昼不精，夜不瞑"，呈现寤寐不够分明的特点。根据这类患者特点，遣方用药顺其意行之，分时而治。白天予以昼精方提升阳气引卫出营，以石菖蒲、郁金、益智仁化痰开窍醒神为主，辅以化湿开窍之佩兰、薏苡仁、白豆蔻、杏仁等，使白天不困有精神；晚上纳卫入营，以平肝养心、重镇安神为主，予夜瞑方，以期夜间好睡眠。昼夜分治，黑白阴阳配合，增强疗效，达到昼精夜瞑之效。

昼精方

石菖蒲 10 克	郁金 15 克	葛根 10 克	猪苓 15 克
泽泻 15 克	益智仁 15 克	川芎 15 克	杏仁 10 克
豆蔻 10 克	党参 15 克		

昼精方在用石菖蒲、郁金开窍化痰，葛根、川芎、杏仁、豆蔻升发阳气的基础上，立足老者"气血衰，其肌肉枯，气道涩"的生理特点，以党参补气血，以猪苓、泽泻利湿活血通气道，以引卫出营使患者达到"昼精"状态。而猪苓、泽泻的应用，同时迎合了现代中医学研究痰瘀交结为老年失眠的病理特点；因老年人常有记忆力减退的烦扰，故酌情加益智仁以改善记忆力。

夜瞑方

| 珍珠母 30 克 | 磁石 10 克 | 龙骨 20 克 | 酸枣仁 15 克 |
| 茯神 15 克 | 柏子仁 15 克。 | | |

夜瞑方用珍珠母、磁石、龙骨潜阳引卫入营，重镇安神；酸枣仁、

茯神、柏子仁养心安神，全方在引卫入营的基础上，立足"心主神明，神安则寐"的生理特点，大量应用安神药，以使患者进入"夜瞑"状态。

两方立足老者"气血衰，其肌肉枯，气道涩，五脏之气相博，营气衰少而卫气内伐"的生理特点遣方用药以调和营卫，同时兼顾老年失眠多虚实夹杂，治以补虚泻实。

老年失眠患者出现频率大于50%的症状，由高到低排列为：入睡困难、早醒、神疲乏力、精神不振、夜尿频、心烦易怒、健忘、困倦思睡、情绪低落。同时一般资料统计发现日常活动内容较发病前减少者所占比例为73.58%。符合本研究对老年失眠患者"昼不精，夜不瞑"临床表现的概括，进一步印证了昼夜分治法立法方药的准确性。

（五）阴阳寤寐学说指导失眠者保健

1. 对失眠的中医健康管理模式探索

黄俊山根据失眠的理论并结合临床，探索失眠的健康管理模式[1]。中医健康状态将人的健康状态分为"未病态""欲病态""已病态"，未病态是指对于各路各样的刺激，人体通过阴阳的自我调整，维持人体脏腑、经络、气血等功能的正常，处于"阴平阳秘"状态；已病态是指外在刺激或体内的应激超过了阴阳的调节能力，人体的脏腑、经络、气血的功能出现了偏颇，处于"阴阳失衡"状态；欲病态是介于未病态与已病态之间的状态。失眠总病机是"阳不入阴，阴阳不交"，故调整阴阳是失眠健康管理的总原则。

---

[1] 参见本书第五章第二节《管理个体人健康状态风险——失眠防治的KY3H健康保障服务方案》。

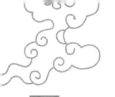
2. 防治失眠阴阳寤寐操

失眠的治疗中，无药处方——非药物疗法的应用十分重要。阴阳寤寐操就是依据天人相应原理，以阴阳寤寐学说为指导，在综合太极拳及八段锦等中医功法的基础上，创立的一张简单易行、疗效卓然的无药处方。

原理 依据天人相应原理，早晨寐操为人体顺应太阳升之势而抬举升发人体阳气以振奋精神；夜晚寐操随日落而收纳潜藏阳气以助阳入阴、魂归舍。

理论渊源 睡眠之阴阳寤寐理论。

中医认为，睡眠（寐）与觉醒（寤）是人体内阴阳矛盾运动产生的一种主动过程，与自然界阴阳变化的过程是相一致的。《灵枢·口问》论睡眠曰："卫气昼行于阳，夜半则行于阴。阴者主夜，夜主卧……阳气尽，阴气盛则目瞑；阴气尽而阳气盛，则寤矣。"在《类证治裁·不寐》篇中"阳气自动而之静，则寐；阴气自动而之动，则寤；不寐者，病在阳不交阴也"。天地自然界白天阳长阴消，晚上阴长阳消，人体白天阳气盛，夜晚阴气盛，寤寐的阴阳交替演变与之相对应。人体昼起夜卧，是自然规律。寤寐的交替，营卫之气的正常运行，机体阴阳调和是根本。一日之中随着阳气的入里出表，阴阳盛衰主导着睡眠与觉醒，而睡眠是以阳气的潜降封藏为主要内在因素。因此在综合太极拳及八段锦等中医功法的基础上，创立了简单有效的阴阳寤寐操。

寤操（早晨）

两脚平行开立，与肩同宽。两手臂对指分别自人体下腹部约丹田处徐徐向上高举过头，并外展于身体两侧，最后在交接于人体丹田处，此为一个周期循环。可重复做 20 ~ 30 个循环。此操可引阳出阴，振奋人体阳气。同时配合呼吸调理，即双手上举时吸气，心中默念 123，下降时呼气，心中默念 12345，这样上举吸气较快；下降呼气较慢，形成促进阳气上升，提神助力之势。

寐操（夜晚）

两脚平行开立，与肩同宽。两手臂伸直于身体两侧，徐徐向上高举过头，继而两手臂对指徐徐于人体中线下降，最后在交接向内收敛于人体丹田处，此为一个周期循环。可做 20 ~ 30 个循环。此操可纳阳入阴，以提高睡眠质量。同时配合呼吸调理，即双手上举时吸气，心中默念 12345，下降时呼气，心中默念 123，这样上举吸气较慢；下降呼气较快，形成促进阳气内收，助阳入阴之势。

寤操与寐操的区别在于前者向上向外划弧圈，向上时较快，向下时较慢；后者向下向内划弧圈，向上时较慢，向下时较快。清晨做寤操，以助人体顺应太阳升之势而抬举升发人体阳气，振奋精神；夜晚做寐操，随日落而收纳潜藏阳气，以助阳入阴、魂归舍，安然入眠。

二、失眠与体质

中医治疗的特色就是重视对"人"的治疗。对"人"的治疗主要指的是对人的体质和性格偏向的判定。根据人的体质和性格偏向对疾病做出发生、发展和转归预后的判断。同理，失眠的防治也要重视人的体质和性格在失眠这个疾病转归和预后方面所起的作用。

1. 体质与失眠多发性的关系

阳虚型体质和气虚型体质容易感受外邪引起的失眠。素有卫气为"人身之藩篱"，阳虚质和气虚质的人，卫气常不足，卫气不足就易引起外感疾病。外感疾病也常引起失眠的发生。阴虚型体质和湿热型体质多以中医"火"为其特性，火性炎上而扰心神，故也导致失眠的多发，进而引起焦虑症。瘀血型体质多是因为某一部位的疼痛，对疼痛的刺激比较敏感，而引起彻夜难眠。气郁型体质主要是工作人群，特别是工作压力大的人群，因为抗压能力差而常常纠结难以释怀出现的失眠者较多。痰湿型体质，主要是白领阶层过食肥甘厚味而活动锻炼少。

2. 体质因素对失眠的发展和传变的影响

失眠的患者由于体质的差异，可导致病情向不同的方向转变。如具有气虚、阳虚体质的失眠患者，正气虚则易感受外邪，进而内犯脏腑，可能致病情加重，因而睡眠质量也急剧下降；具有阴虚体质的失眠患者容易患焦虑，若不能及时纠正，可导致病情加重；瘀血和痰湿体质的失眠患者，可引起脏腑功能失调。

3. 体质对失眠转归的影响

若患者的体质气血阴阳充足、调和，病邪不得侵入，脏腑功能基本稳定，因此即使睡眠不足也不会引起焦虑和抑郁，预后相对较好。若机体气血阴阳亏虚或失调，如气虚、气郁、痰湿的体质特点，必然影响心脾两脏的功能，脾无法运化水谷精微，心血就不能速生，心血不足心神失养就会出现心悸，纳差，从而引起各种功能失调，加重失眠。

三、失眠与睡商

失眠患者对自己的睡眠不满意，非常羡慕好睡者，这就是睡眠能力及主观感受的差异。了解分析失眠患者的主观感受有助于通过认知行为疗法更好地纠正失眠症状。

1. 睡商、睡功、睡点与睡钟

睡商（sleep quotient，SQ）是睡眠商数的简称，旨在评估人们对睡眠的认知程度及睡眠情况的好坏。如同智商 (intelligence quotient，IQ) 是衡量个人智力高低的标准，情商 (emotional quotient，EQ) 是人在情绪、意志、耐受挫折等方面的品质的商那样，睡商是反映个人睡眠稳定性和自控能力高低的概念。简单来说，睡商就是睡眠稳定能力的阈值。阈值越高，就越容易入睡；阈值越低，就越容易失眠。由于睡眠不仅是生理活动，同时与心理活动等因素密切相关。比起客观的评价来，本人对自己睡眠的主观感受显得更为重要。因此，睡商不仅需要反映其睡眠的稳定程度（抗干扰能力）高低，还应该体现出其主观的睡眠满足感，比智商这一主要反映先天的、相对稳定的、具有测评标准的智商范围要复杂得多，只是时至今日对睡商研究比较少，不像智商那样具有广泛的认可和测评的可操作程度。比起智商来，睡商与情商概念更接近，后天成分居多、主观因素重、与环境和心理因素关系大等特点。大部分情况下，睡商与智商成反比；与情商成正比。很多人都说情商很重要，而我们认为"睡商"比"情商"重要太多了。如果说情商高的人会更容易成功，那么睡商高的人则更容易感到满足和幸福。

《广雅》："商，度也。"有计算、估量之意。中国古代虽无"睡商"之说，但在道家养生活动中，就有"睡方""睡功"的论述。南宋陆游的半山翁诗云："苦爱幽窗午梦长，此中与世暂相忘。华山处士如容见，不觅仙方觅睡方。""华山处士"是指以善睡闻名的陈抟，人称"睡仙"。说明那时就有一些人非常羡慕能睡好觉的人，很想得到睡眠良方。这里能睡好觉的人也就是睡商高的人，他们轻而易举就能获得高效的睡眠，睡商低的人则表现在睡眠方面的各种缺失。

睡功

睡功即睡眠的功夫、能力。从这个方面来讲，与睡商概念相近。睡眠能力是本质，睡商是对睡眠能力的评估。另外，睡功还是道家为了更好修炼内丹功所提出的有关睡眠的理论与方法。即采用睡觉姿势和特定意念进行练功，又称睡丹功。"故丹家大德，以睡炼睡，转识成智，渐生定功，睡魔不斩而自斩之，以神足不思睡耳"，道家认为，睡觉是人的生理机能，不能强制违反，睡得好可使精神充沛，总的睡眠时间反而不需要太多。这个理论阐述了睡眠的重要性，同时提示良好的睡眠质量能够让人在最短的睡眠时间里获得觉醒时最好的精神状态。为了获得良好的睡眠质量，道家提出了希夷睡、环阳睡等睡眠姿势，并对于睡功的修炼提出了"心息相依，大定真空"的总诀，传达了调心调息的要领。这与现代治疗失眠所应用的认知行为疗法也有共通之处。

睡点与睡钟

睡点为出现睡意到进入睡眠状态的时间节点。睡钟即睡眠生物钟，是个体内在的决定着睡眠开始与结束时间的生物规律。每个个体的睡点睡钟存在差异，受先天遗传因素的影响，也同样受到后天环境和生活习惯的影响，但均符合生物钟的基本规律。

正常情况下，睡点与睡钟大致相当，相辅相成完成睡眠活动。但由于人的活动不规律，可能出现达到了睡点想睡了，但睡钟还未到或睡钟到了但仍无睡意的情况，如何才能促进睡点与睡钟的协调一致，也是睡商或者说睡功的构成要素。

影响睡商的主要因素可能有以下方面。

性格　好强、认真、追求完美、易多虑、较真、悲观、纠结、偏执、性格内向者，精神压力就大，睡商就相应地较低；豁达大度、马虎、上进心不强、随遇而安、性格外向者，精神压力就小，睡商就相对高些。

体质　体弱多病、体瘦、胆怯、身体不适者，人体内部平衡和稳定性差，睡商就不会高。

对睡眠的关注程度　期望值越高睡眠就越差，不太在意睡眠好坏者睡商就高。

睡眠机会　睡眠时间多、条件好、生活规律、富贵的人睡商低，睡眠机会少、条件差，睡眠经常被剥夺的人睡商高。

道德修养　"君子坦荡荡，小人长戚戚"。品德高洁，率直无愧，心定气闲而睡商高，反之则低。

年龄　青春期、围绝经期、老年期生理与心理易变化，睡商较其他时期低。

2. 正确认识睡眠，提高睡商

通过调查发现，大多数人并不了解睡眠对人的作用。有的人认为睡眠无所谓，作息无常、昼夜颠倒、熬夜贪睡，恣意妄为，消耗掉许多健康资源。有的人又过分关注睡眠，对睡眠时间和质量要求过高，对失眠产生恐惧，将失眠的不良影响扩大化，结果把睡眠习惯娇惯坏了，变得越来越脆弱，越来越容易失眠。建议通过以下方法可以调整并提升睡商。

（1）修身养性，增强稳定性：思路决定出路，心态决定状态。人生的各种精神压力既有来自外在的，也有内在的，但最主要是来自内在的目标定位。目标过高，超出了自我承受能力，就把自己压垮了。及时调整目标值，才能适应内外环境的变化，提高抗干扰能力，人体的内部稳定性就高。

（2）丰富白天活动、增加睡眠任务：白天适当的体力和脑力活动是夜晚"睡眠任务"的前提。过度或不足均降低睡商。

（3）限时睡眠疗法：卧床时间越长，睡眠质量越差缩短患者在床上时间，使其在床上的时间尽量接近所需睡眠时间。建立"睡眠仪式"，使之一到床上就引起睡眠反射，不要躺在床上等觉睡，形成恶性循环。

（4）调整人生目标值：目标越多、越高就越难以实现。失眠者绝大多数是做事认真，追求完美，所以把自己的目标值（包括工作、名誉、地位、经济、感情、家庭等）定得过高，超过了自身所能达到的水平。下调一点，甩掉一些不紧要的包袱，睡商自然就提高了。

综上所述，睡商不单单是生理性的问题，还涉及心理、社会、环境等诸多因素，通过对睡商的探讨，寻求睡眠问题的综合性解决思路，在评价个体睡眠质量的同时，发现存在睡眠质量的可能原因，并提出相应的解决思路。大道至简，顺其自然才是提高睡商的必由之路。

第三章

黄俊山中医失眠专科的临床模式

失眠是以频繁而持续的入睡困难和（或）睡眠维持困难并导致睡眠感不满意为特征的睡眠障碍。属于中医学"不寐"的范畴。流行病学显示，中国内地成人有失眠状态者高达57%。临床中，与高发病率不相称的是失眠患者的就诊率低、治疗率低、治愈率更低的"一高三低"的窘境。

　　两千多年来，从《黄帝内经》中"失眠第一方"半夏秫米汤开始，对失眠的治疗就一直是各医家关注的热点。中医药以整体观念为指导，辨证论治为策略，从主客观寻找问题所在，"补短板，调平衡"同时并行，在促进整体平衡和谐方面显示出明显的优势。

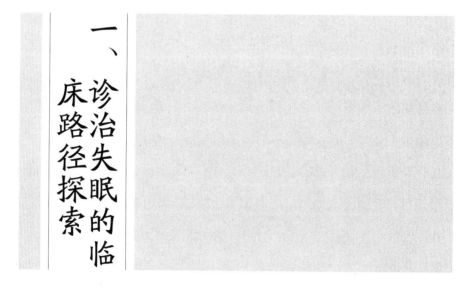

一、诊治失眠的临床路径探索

　　黄俊山治疗失眠的临床模式包含从病史采集、辨证论治、遣方用药到愈后康复，从"无药处方"（心理、运动治疗）到"有药处方"，结构日趋完整，作为中医药防治失眠的临床路径，具有普遍性和推广性。

对于初诊患者，在深入详细的问诊基础上，配合自制中医睡眠专科门诊病历填写，并辅以睡眠专科问卷调查，如：匹兹堡睡眠质量指数量表（PSQI）、焦虑自评量表（SAS）和抑郁自评量表（SDS）等。以客观的问卷调查作为依据，与患者共同分析其失眠可能的病因，科学看待失眠问题。既收集了病史资料，又构建起良好的医患关系，为后续的治疗打下坚实的基础。

（一）临床信息采集

采集信息要全面、规范、客观、准确，即采集患者相关的宏观、中观、微观参数。宏观参数是指"天、地、时"相关参数，重视五运六气自然环境对人体的影响；中观参数是指与患者相关的生物、心理、社会环境等表征参数；微观参数主要包括"理、化、病"三个部分的参数，即各种物理检查、化学检测、病理报告等，可延伸中医传统四诊的范围。

除采集基本信息外，要为失眠患者选用合适的测评量表，对患者的工作环境、家庭环境、生活压力、人际关系等进行必要的评估。由于量表填写较为烦琐，有的患者难以配合，故急性失眠（失眠时间为1个月以内）、亚急性失眠（1~6个月），只填写匹兹堡睡眠质量指数（PSQI）、焦虑自评量表（SAS）、抑郁自评量表（SDS），较为简单，而对于慢性失眠（超过6个月），运用PSQI、汉密尔顿焦虑量表（HAMA）、汉密尔顿抑郁量表（HAMD）、失眠严重指数（ISI）量表进行全面评估。一般情况下，偏于焦虑患者多数为阳证失眠，偏于抑郁患者多数为阴证失眠。

（二）患者状态评估

患者状态评估是指对收集到的各方面信息进行中医特色辨识，主要进行体质的辨识和以证素辨证原理为基础的健康状态辨识。

体质具有相对稳定的特性，在疾病早期一般自身体质尚未发生改变，对于急性失眠、亚急性失眠患者，他们发病不久，可采用体质辨识法进行状态评估。王琦教授根据人体不同特征，将人群分为9种基本类型，即气虚质、气郁质、阴虚质、阳虚质、湿热质、痰湿质、血瘀质、特禀质、平和质。失眠患者的体质辨识也使用这一分类。

然而，疾病是不断变化发展的，人的体质在疾病早期变化不大，但是随着疾病的发展，自然、社会环境等变化，体质也可能发生变化。对于体质调理只能针对一些基本健康、发病不久的人群，而对于一些已有明显病理状态及疾病状态的人群的调理并不适用。故对于慢性失眠我们采取以证素辨证原理为基础，以三观并用的状态要素拓展证素内涵补充其不足，体现天地人合一的整体观念。通过收集大量而详细、全面的信息加以分析、计算，最后通过数值化的参考值来判定健康状态，使得诊断依据更加可信、可行，避免诊断过分主观化。最终建立失眠健康状态辨识量表，建立个人档案，从而判断失眠患者健康状态。

（三）中医认知行为疗法先行

失眠作为身心疾病，与心理性格和生活节奏的关系尤为密切。心病还需心药医，每一位失眠患者，都应从失眠的成因入手，结合认知、行为进行治疗，帮助患者客观地、科学地应对失眠。

《青囊秘箓》云："善医者先医其心。"《中国失眠诊断和治疗指南（2017版）》提出，心理和行为治疗是首选的失眠治疗方法。失眠的中医心理治疗遵循《黄帝内经》思想指导，相比起源于西方的现代心理学，前者充分考虑了中国传统文化、社会家庭环境和生活方式等对患者睡眠的影响，且秉承了中医"异病同治"及"三因制宜"的原则，具有无可比拟的独特优势。

建立良好的医患关系有助于更好地开展认知行为疗法，黄俊山强调治疗全程医患配合的重要性，鼓励患者发挥主观能动性，增加治愈的信心，以求形神合一，寤寐调适。临床常采用中医认知行为疗法包括说理开导法、移精变气法等。

说理开导法又称情志疏导法。引起失眠常见的心理原因主要有两类：一是源于患者自身性格特点，此类患者的共性是对自身或他人要求过于严格，争强好胜，追求完美，情绪易波动；长期情绪不畅，会导致肝脏疏泄失常，气机失调，气血紊乱，阴阳失交，阳不入阴，神无所居而导致失眠。二是患者遭遇突发事件，常见的有感情、经济、心理应激及利弊得失的两难选择。患者因七情过及，如"悲则气消"，气不足则精血虚，阴不敛阳；或思虑过度，暗耗心血，神魂无助；或惊恐过度伤及心神，心虚胆怯而出现惊悸不能入眠或寐后易惊易醒。医者可劝诫患者"人无远虑必有近忧"，需要在人的欲求与现实之间找到平衡点，制定合理的目标值。本疗法的疗效与患者的领悟能力成正比。

移精变气是在"形神合一"思想的指导下，通过"调神"以"易其形"而产生良性的治疗效应。具体操作是转移患者的精神，排遣思情，调顺气机的运行，创造一个治疗疾病的内部环境，以达到恬淡虚无、精神内守，进而达到治愈的目的。此类患者多囿于某些错误观念，自己浑然不自知。治疗时应引导患者从错误、执拗的思想认识中跳出去，转移到积极、健康的轨道上。采取的形式可以健康宣教，可以一对一或一对多团体治疗，也可以建议"七情之病者，看书解闷，听曲消愁，有胜于服药者矣"，鼓励患者增加自己的娱乐活动，怡神养性。宣教的目标是助患自救，以达到《素问·上古天真论》所说的"志闲而少欲，心安而不惧，形劳而不倦，气从以顺，各从其欲，皆得所愿"的远期疗效。

（四）四诊合参、三因制宜，全面精准辨证

中医学的整体观念和辨证论治在治疗上体现为三因制宜。同一病证，可因人、因时、因地的不同，或由于病情的发展、病机的变化，而呈现不同的临床表现。治疗疾病时要根据人的体质、性别、年龄等不同，季节、气候、地理环境之差异，来制定适宜的治疗方法。

因人制宜即通过分析人的体质、性格偏向、心理因素、基础疾病、年龄、职业等，对疾病的发生、发展和转归做出判断。失眠者体质各异：气虚质、气郁质、阴虚质、瘀血质等。气虚质的患者，肺气不足致卫气运行失常，"卫气不得入于阴"而见失眠，患者伴见神疲乏力、喜静懒动、短期喜叹息、动则多汗等一系列阳气虚弱的表现，予以健

脾补气之法。

　　因时制宜指应考虑季节气候对睡眠的影响及病程长短不同等因素。《黄帝内经》云："夏三月……夜卧早起,无厌于日""冬三月,此谓闭藏……早卧晚起,必待日光……养藏之道也。"睡眠节奏因季节不同而异,失眠治疗也应该注意顺应四时变化。此外,治疗失眠,还要考虑病程的长短。新发失眠要分析近期生活发生了什么变化,有没明确的诱因,通常认知行为疗法效果就很好;长期慢性失眠,要详细追问病史,如生活睡眠习惯、既往用药等,进行综合分析后开出处方。

　　因地制宜指要考虑环境对睡眠的影响,如居住地周围环境的变化、换床就失眠等,还要考虑地域对睡眠的影响。2020年《中国睡眠指数报告》显示北上广深等一线城市,因生活节奏快、压力大,被定义为"失眠城市",与之相反西藏、四川在睡眠时长和质量上都处于国内前列。

　　上述这些,临床治疗中需要加以注意,结合患者的望、闻、问、切结果,和患者一起进行全面分析后,对病情做出判断。

二、失眠的望诊问诊特色

《素问·阴阳应象大论》曰："善诊者，察色按脉，先别阴阳。"《素问》曰："阴虚故目不瞑，补其不足，泻其有余，调其虚实，以通其道而去其邪。"阴阳寤寐学说正是依据中医睡眠理论中首先辨别阴阳属性的重要性而展开的，在失眠的辨证论治方面具有指导意义。

（一）望诊

"望而知之谓之神"，望诊是中医四诊之首。《丹溪心法》云："欲知其内者，当以观乎外，斯以知内。盖有诸内者，必形诸外。"阐述由表及里，见微知著的诊断方法。在临证时，望闻问切各有特长，望诊是医患交流的第一印象，患者的神、色、形、态及排出物等，可以客观地反映出许多临床信息，尤其是失眠这一与情志和身体状况密切相关的病症，望诊的重要性和特征性非常突出。

在望诊时，面赤者属阳证，面不华、面暗者多数阴证；形体强壮、内脏坚实、新病多阳证，身体羸弱，肌肉消瘦、筋弱无力、久病多虚证；瘦而烦躁多郁火、阴虚，属阳证，瘦而倦怠多脾虚、阳虚，属阴证；舌体胖大、有齿痕、舌色淡而白，厚白苔属阴证，舌体瘦小而红，舌色红苔黄或黄厚腻属阳证。

1. 望神察目，识病有无

望诊的重点是望神，"神"是反映人体整体功能的最高层次，神充则身健，神衰则身弱，主要包括两方面：一是"神气"，即生命活动的总概括，脏腑功能活动的整体表现；二是"神志"，即人体的思维、意识和情志活动。然而望神中察目神最为关键。"眼睛是心灵的窗户"，神藏于心，外候于目，《黄帝内经》中提到："五脏六腑之精气皆上注于目而为之精。"目系通于脑，为肝之窍，心之使。失眠患者大多具有主观地过度低估自己睡眠效应的倾向，但其眼神却能较为客观地呈现其睡眠状况。失眠患者就诊时最常见的眼神如下

神足（够、平、安、和） 有的主观性失眠患者，本身睡眠状况已能满足需要，但主观认为眠不足，等同有神。表现为两目灵活，明亮有神，瞬目自然，反应灵敏。

神焦 表现为：目光游离、泪光闪闪、气轮（白睛）泛红或现血丝，呈激惹状，似恼怒、委屈状，为神不宁，属阳证。多伴有焦虑状态，围绝经期女患者常见。

神疲 患者眼神比较容易鉴别，多表现为目光呆滞、暗淡无光（眼前如有雾霾）、疲惫无助，上眼皮抬举乏力，情绪消沉，如同电压不足，为神不足，属阴证。多伴有多虑，抑郁状态。

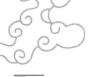

2. 望面观色，辨其病性

望色又称"色诊"，是通过观察人体皮肤的色泽变化来诊断病情的方法。望面部色泽可诊察脏腑精气的盛衰，判断疾病的病位、病性、疾病的轻重、进退、转归以及预后等。面部的皮肤浅显，体内脏腑精气的盛衰最容易呈现于此，大部分中国人常色为红黄相间，光明润泽，含蓄而不显露，失眠患者常见的病色如下

眶黑 俗称"熊猫眼"，这是失眠患者最常见的面色，以下眼眶黑常见，多为女性、皮肤白者，为气滞血瘀。

面赤 面目红赤，与耳后和颈部有明显的区别，或见两颧发红，属阳证。

面不华 苍白、萎黄无光泽，属阴证。

面暗 晦暗无光泽，有的见黄褐斑，属阴证，中年女性多见。

3. 望形察态，知其新久

形神一体观是中医理论的重要内容，《黄帝内经》认为人的形体与精神活动是相互依存，密不可分的。中医望形，是通过观察人形体的强弱胖瘦、体质形态和异常表现等来诊察病情。形神一体观强调中医辨证目的即通过调节人体状态的偏盛偏衰来达到阴阳的平衡。失眠人群形态具体内容如下。

（1）辨形体强弱

体强 身体强壮。表现为胸廓宽厚，肌肉充实，皮肤润泽，筋强

力壮等。体魄强壮，内脏坚实，气血旺盛多为新病、男性、体力劳动者，多烦躁为阳证。

体弱 身体瘦弱。表现为胸廓狭窄，肌肉消瘦，皮肤枯槁，筋弱无力等。体质虚衰，内脏脆弱，气血不足多为久病、女性、脑力劳动者，多郁闷为阴证。

（2）辨形体胖瘦

体胖 体重超过正常标准20%者。胖人多痰湿，常见鼾症、多睡，体胖者多心宽，纠结少，故失眠者胖人少见。眼泡下垂为肾虚水泛，主阴证。

消瘦 体重明显下降，较标准体重减少10%以上者。瘦而烦躁者多郁火、阴虚，属阳证；瘦而倦怠者多脾虚、阳虚，属阴证。失眠人群阳证偏多，阴证多以心脾两虚多见；心脾两虚证患者多见形体瘦弱、消瘦。

（3）辨形体动态

主要包括动静姿态，异常动作。躁动不安属阳证；安静少动属阴证。

4. 望舌看苔，识病阴阳

凡内外杂证，亦无一不呈其形，著其色于舌。舌诊对于判断疾病正气的盛衰、病邪的深浅，预后及转归等均有重要的意义。失眠辨证过程中望舌看苔注重病位、病性，结合患者的性格分析失眠产生的病因，从源头根治失眠。舌质与舌苔的综合诊察，必须合参才可认识全面，无论二者单独变化还是同时变化，都应综合诊察。

（1）望舌质

舌形 舌体胖大和肿胀、有齿痕，主脾虚或湿盛；多为脾虚及心脾两虚者，主阴证。舌体瘦小而红，为阴虚火旺，属阳证；瘦小而淡，多为气血两虚，主阴证。

舌态 舌体紧缩而不敢伸长，或舌体振颤抖动，多为性格内向、易紧张，多见于心胆虚怯者。

舌色 失眠舌色多见淡白、红、紫暗。

淡白：舌色浅淡而白，主虚寒或气血双亏，属阴证。

红：舌色偏红、鲜红，主热证。可见于心肝火盛或阴虚火旺，属阳证。

紫暗：由气血运行不畅，瘀滞所致。常见于心肝气滞血瘀。

（2）望舌苔

舌苔如地上草，与阳光（主要为胃之阳气），雨露（主要为脾之水湿）有关，胃阳蒸发脾湿上潮而形成的舌苔，阳气和水湿的过多与不及直接反映在舌苔上。

苔质 薄黄多为肝郁化火；厚而黄或黄厚腻多为肝脾不和、痰热扰心；无苔为阴虚火旺或心肾不交。以上主阳证。厚而白，多为肝郁脾虚，主阴证。

苔色 白苔多属阴证，偏抑郁，神疲；黄苔多为阳证偏烦躁，神焦。

望诊是运用视觉观察患者的全身和局部表现、舌象等，以收集病情资料的诊查方法。《四诊抉微》曰："四诊为岐黄之首务，而望尤为切紧。"可见其对望诊的重视程度。望诊居于四诊之首，其内容多、信息量大，对辨证论治有非常重要的意义。原发性失眠患者阳证居多，以肝郁化火证和阴虚火旺证多见，阴证多以心脾两虚证多见。通过神、色、形、态以及舌苔的初步辨证，基本达到运用八纲辨证对疾病定性、运用脏腑辨证对疾病定位的目的。

（二）问诊

中医看病的四个诊断方式：望、闻、问、切，是临床医生必须掌握的，缺一不可。《难经·神圣工巧》曰："望而知之谓之神，闻而知之谓之圣，问而知之谓之工，切而知之谓之巧。"工即细致，精巧。中医有著名的十问歌，《景岳全书·十问篇》："十问者，乃诊治之要领，临阵之首务。明此十问，则六变具存，而万病形情皆在吾目中矣。"那么临床上怎样问诊才能做到细致、精巧呢？下面就简单从三个方面论述。

1. 寓诊于问

失眠患者常见症状有：头部感受（昏、晕、重、痛、胀）神疲乏力、多汗（自汗、盗汗）、畏冷、畏热（包括潮热、烘热、五心烦热）、尿频（尤其是夜尿频，入睡难者尤甚）、大便不调（或干或溏及不爽）胸闷、咽中如有物梗塞、心悸、纳呆、口干口苦、月经不调等。可按《十问歌》来问，以免遗漏。临床工作中不可避免要进行问诊，问诊的意义有二，一是为诊断服务，二是还兼有一定的治疗作用。

（1）围绕主诉问诊法

患者就诊时，往往诉说多样，但应抓住最主要的症状，也就是本次就诊最突出，最痛苦的问题。围绕着这个症状的部位、性质、时间、加重和减轻的因素先搞清楚。接着了解其伴随症状与体征。

（2）尊重主诉问诊法

患者来就诊时，一般会诉说其最难受的、最迫待解决的问题，这时候应鼓励患者主动诉说，医者详细聆听，尽量不打断其主动地诉说。避免启发、诱导患者顺着医生的思路走，引进"先入为主"的误区，容易"捡了芝麻丢了西瓜"。

（3）补充了解问诊法

当患者主诉繁多而杂乱时，就需要医生适当引导并加以分析其中的因果关系。这个阶段是按照医生的临床思维进行，补充了解与其诉说病症的相关内容，是一个诊断和鉴别诊断的调查了解、病史采集过程。应尽量全面、详细地询问，包括最主要的现病史、既往史、食物药物过敏史等，可以按照"十问歌"那样相似的方法，越详细越好，尽量不遗漏相关环节，否则就可能造成诊断和治疗上的失误。《景岳全书·传忠录》曰："一问寒热二问汗，三问头身四问便，五问饮食六问胸，七聋八渴俱当辨，九因脉色察阴阳，十从气味章神见。"即通过问诊得知辨证的依据。

2. 寓治于问

在失眠专科门诊中，我们发现大多的失眠患者或多或少都有心理上纠结的问题，通过问诊我们可适当解除患者的心结。还有一些患者是睡眠节奏紊乱，通过问诊得以纠正其节奏的紊乱。一些患者对睡眠要求高，适当的睡眠健康教育，有利于患者思维的转变。焦虑、抑郁患者通过一定的心理疏导可改善不良的情绪。

3. 问诊应注意问病与问证相结合

通过患者的主诉，我们大致能够辨别疾病。那么在治疗上，就需要进一步问诊，从而得知患者的体质、寒热温凉的不同。这样才体现了中医的辨病与辨证相结合，既问病又问证。

三、脏腑神志学说分型论治失眠

在阴阳痿寐学说的基础上，结合脏腑辨证，阳证失眠病机多见肝郁化火、痰热内扰和阴虚火旺三型；阴证失眠以心脾两虚、心虚胆怯和肝郁脾虚为多。应用经验方松郁安神方、肝郁脾虚方、更年安神方及经典方剂黄连阿胶汤、交泰丸、栀子豉汤、逍遥散、龙胆泻肝汤、温胆汤等方加减应用，屡获良效。

（一）从肝论治失眠

肝郁化火

见心烦不能入睡、烦躁易怒、胸闷胁痛、头痛面红、目赤、口苦、便秘尿黄。

处方：松郁安神方。

甘松 10 克　　郁金 15 克　　玫瑰花 10 克　　生龙骨（齿）30 克
珍珠母 30 克　柴胡 10 克　　丹参 15 克　　　酸枣仁 15 克
合欢皮 15 克

全方疏肝解郁为主，重镇安神、养心安神。若伴见心烦失眠、口干、口苦、舌红脉数，加龙胆草、牡丹皮、决明子；若伴见多梦易醒、神疲思卧，舌淡、脉细，加党参、当归、茯神、黄芪。

失眠的病机与脏腑密切相关，在脏腑辨证方面，失眠的辨证分型不一，但很多医家都很重视肝郁类证型，重视病机当以肝郁为首，将其基本病机归纳为肝郁（化火）、心神被扰或肝血不足，心神失养，同时也重视肝与其他脏腑的关系。生理病理方面，肝主疏泄，若情志不畅，容易出现肝气郁结，气机失畅，气滞不行，升降不得，正如《丹溪心法附余》云："郁者，结聚而不得发越也。当升者不升，当降者不降，当变化者不得变化也。"

（二）从脾胃论治失眠

1. 肝郁脾虚

见失眠、胸闷、咽中如有物阻、急躁易怒、食少便溏、面不华、舌淡胖有齿痕、苔薄、脉弦细。

处方：肝郁脾虚方。

合欢皮 15 克	柴胡 10 克	甘松 10 克	郁金 15 克
黄芪 40 克	炒白术 15 克	姜半夏 10 克	茯神 15 克
紫苏梗 10 克	五味子 10 克	党参 15 克	甘草 6 克

疏肝解郁、补气健脾安神。

2. 肝胃不和

证见失眠、烦躁易怒、善太息、脘腹胀满、纳呆、呕吐、嗳气、呃逆、恶心、泛酸等胃脘不适及情绪抑郁，苔薄黄、脉弦。

处方：松郁和胃方。

甘松 10 克	郁金 15 克	合欢皮 15 克	香橼 10 克
姜半夏 12 克	柴胡 10 克	黄芩 10 克	酸枣仁 15 克
珍珠母 30 克	薄荷 10 克	茯苓 15 克	白芍 15 克
紫苏梗 10 克	甘草 6 克		

胃主受纳，能腐熟水谷，主通降，以降为顺，胃气气机运行也许依靠肝气疏泄才能正常运转，若肝失疏泄，郁滞不通，横逆犯胃，可导致胃气上逆，可出现胁肋胀痛，胃脘闷胀，呃逆，嗳气，纳少等肝胃不和之候，可以理解为《素问·逆调论篇第三十四》所提及的："胃

不和，则卧不安"的原因之一。

肝胃不和型失眠之病机以肝郁为首，肝气郁结，疏泄失职，横逆犯胃，脾胃失其运化则食积胃腑，胃失和降，胃不和则卧不安。情志不畅，首伤肝气，疏泄失常，气机不畅，横逆犯胃，导致胃失和降，出现脘腹胀满、纳呆、呕吐、嗳气、恶心、泛酸。正如张介宾《类经》云："阳明为水谷之海，气逆不降，则奔迫而上，所以不得卧。"

（三）从肝肾论治围绝经期失眠

女性围绝经期失眠

失眠同时见烘热、汗出、烦躁易怒、情绪波动大，可伴见头晕、耳鸣、心悸、月经改变、阴道干涩灼热，舌暗红、少苔、脉弦细数。

处方：更年安神方。

地骨皮 10 克　　合欢皮 15 克　　银柴胡 10 克　　酸枣仁 15 克
山茱萸 15 克

本方能滋补肝肾之阴，养心安神。若口干，加天花粉；口苦，加龙胆草；大便干，加柏子仁、生地；便溏加五味子、煅牡蛎。

此外，痰热内扰者，温胆汤加减；肝郁化火者，丹栀逍遥散、龙胆泻肝汤加减；心脾两虚者，归脾汤加减；心虚胆怯者，安神定志丸和酸枣仁汤；心肾不交者，交泰丸加味。

第四章 黄俊山中医失眠专科的辨证施治与防治方案

一、失眠的辨证施治

1. 病因

现代社会失眠最常见的原因是外在环境压力过大与内在性格、心理承受能力不足，当二者出现严重不平衡时，就会对睡眠造成影响。

辨病因：如体质、性格偏颇的加剧，未解决的重大生活事件和心理冲突，环境改变、药物的使用等。

辨脏腑：主要病位在心，心神被扰或心神失养，神不守舍。

辨虚实：虚多为阴血不足，心失所养，实多为火盛扰心。

总之，可以根据人际关系、劳逸、季节、情志、人群及脏腑关系、体质、饮食，以及根据病因、病位、体质寻找失眠的原因。

2. 病机

失眠的病机参见本书第二章《从阴阳癌寐学说分析失眠的病机》。失眠从阴阳而论，总属阴阳不交；从脏腑而论，总属心神不宁。导致心神不宁的原因，许多情况是因阴阳脏腑失调所致。

3. 辨证

中医对睡眠医学的研究内容丰富，从广义角度来说，阴阳失调是睡眠障碍发病的总病机。失眠辨证应该从整体观入手，才能辨证精确。参照国家中医药管理局 1995 年发布的《中医病证诊断疗效标准》中失眠（不寐）的诊断标准，辨证分肝郁化火、痰热内扰、阴虚火旺、心脾两虚和心虚胆怯五型。黄俊山根据临床实践将前三型归为阳证失眠，后两型为阴证失眠。其中阴阳辨证包括辨寒热、辨上下、辨昼夜、辨二便、辨气血、辨虚实等；脏腑辨证根据脏腑与神志的失调辨治。

4. 治则治法

阴阳寤寐学说结合脏腑神志学说，构成中医临床辨治失眠的主要理论基础。在阴阳两个总纲的指导下，结合脏腑神志学说，才能既有总论又有细分地治疗失眠这一复杂的临床病症。

论治要点：从人群及脏腑关系等入手，同时结合季节、情志、体质、饮食、劳逸及人际关系等综合因素考虑，从病因、病位、体质三位一体的角度来分析产生失眠的原因。

通过辨证论治，拟出失眠的各种证型对应不同治则治法和遣方用药。临床经验方有松郁安神方、肝郁脾虚方、更年安神方，配合失眠经典方剂黄连阿胶汤、交泰丸、栀子豉汤、逍遥散、龙胆泻肝汤、温胆汤等方加减应用。

（1）肝郁化火

证候：心烦不能入睡、烦躁易怒、胸闷胁痛、头痛面红、目赤、口苦、便秘尿黄，舌红、苔黄、脉弦数。

病机：恼怒郁闷，肝失条达，气郁化火，上扰心神而失眠。

治法：疏肝泻火，镇心安神。

方药：可选丹栀逍遥散、龙胆泻肝汤等。

加减："火郁发之"，可根据辨证加入甘松、郁金、合欢皮等疏肝解郁之品。

（2）痰热内扰

证候：睡眠不安、心烦懊恼、胸闷脘痞、口苦痰多、头晕目眩，舌红、苔黄腻、脉滑或滑数。

病机：生活不规律，烟酒、饥饱无度，痰浊宿食壅遏于中，积而生热，痰热扰动心神。

治法：化痰清热，和中安神。

方药：可选温胆汤。

加减：可选加胆南星、远志、薏苡仁、茯神、神曲、炒莱菔子、黄连等。

（3）阴虚火旺

证候：心烦失眠、时寐时醒、手足心热、头晕耳鸣、心悸、健忘、颧红潮热、口干少津，舌红、苔少、脉细数。

病机：思虑烦闷、房劳过度，暗耗肾阴，阴不潜阳，虚火扰神。

治法：滋阴降火，交通心肾。

方药：知柏地黄丸、黄连阿胶汤、朱砂安神丸等。

加减：可选加生地、女贞子、地骨皮、龟甲、胡黄连、银柴胡等。

（4）心脾两虚

证候：多梦易醒或朦胧不实、心悸、健忘、头晕目眩、神疲乏力、面色不华，舌淡、苔薄、脉细弱。

病机：思虑过度、年老久病、饮食劳倦，致气亏血少，心神失养。

治法：补益心脾，养心安神。

方药：归脾汤。

加减：可选加首乌藤、熟地、五味子、白芍、柏子仁等。

（5）心虚胆怯

证候：夜寐多梦易惊、心悸胆怯，舌淡，苔薄，脉弦细。

病机：突遇惊恐，忤犯心神，心神动摇，致心悸不宁，善惊易恐，坐卧不安。

治法：益气镇惊，安神定志。

方药：安神定志丸合酸枣仁汤。

加减：可选加生龙牡、灵磁石、紫石英、珍珠母等。

（6）肝郁脾虚

证候：胸闷、咽中如有阻塞、急躁易怒、食少便溏、面不华，舌淡胖、齿痕、苔薄、脉弦细。

病机：素体虚弱、多虑，忧思伤脾而致心神不宁而失眠。

治法：疏肝健脾，养心安神。

方药：半夏厚朴汤加味。

加减：可选加五味子、炒白术、合欢花、北柴胡、黄芪等。

（7）围绝经期失眠

证候：女性绝经前后出现烘热、汗出、烦躁、失眠、颧红，舌暗红、少苔、脉弦细数。

病机：天葵衰少，肾阴虚不足以制阳，肾水不能上济心火，心神不宁而失眠。

治法：滋阴降火，敛汗安神。

方药：更年安神方。

组成：地骨皮、合欢皮、银柴胡、酸枣仁、山茱萸等。

加减：参见附录"围绝经期失眠的辨证论治"。

二、失眠的其他防治方案

（一）针灸疗法

针灸推拿在临床中治疗失眠也有很好的疗效。治疗可选穴：内关、神门、太阳、申脉、照海、四神聪、百会和安眠穴，气郁者可以配合合谷、太冲；瘀血质者可配合膈俞；阴虚者可配合心俞、脾俞、胃俞等。

因为针灸推拿治疗必须医生操作，不适合患者或家属。需要自我保健的失眠患者，可以选用较容易操作的睡眠贴。阳证失眠用交泰丸贴压耳穴，取穴：神门、交感、皮质下、心、肾，在睡前两小时贴，交通心肾，清晨起床后揭去。阴证失眠用艾草贴于双肾俞穴，上午九时左右贴，激发阳气，提高白天的兴奋点，晚上睡觉前两小时揭去。还可以选择双交失眠贴，每晚贴涌泉穴辅助治疗失眠。

（二）音乐疗法

根据五音，气郁质者给予欢快的音乐疗法，创造兴奋点；阴虚质者，给予柔和的古典音乐，缓解躁动情绪，使患者沉醉于那种环境中；瘀血质者，音乐疗法不管阳证还是阴证失眠均可选用。

　　适合失眠患者倾听的音乐，可分为阳性音乐与阴性音乐，总体来讲，失眠患者白天宜听有歌词的、振奋的、阳光的、积极的美声音乐，如《我和我的祖国》《珠穆朗玛》《浏阳河》等，以达到共鸣，唤起生活热情；晚上宜听无歌词的、舒缓的、安静的、抚慰的、柔和经典的音乐，如《天使小夜曲》《梦》《月光》等，沉静内心，使阳入于阴。（参见表4-1）

表 4-1　五脏与代表音乐

五音	五脏	代表音乐
角	肝（胆）	《草木青青》、《绿叶迎风》、《梅花三弄》、《平沙落雁》、《步步高》、《行街》、《一粒下土万担收》等
徵	心（小肠）	《汉宫秋月》、《百鸟朝凤》、《喜相逢》、《苏武牧羊》、《花好月圆》、《春节序曲》、《金蛇狂舞》、《红军哥哥回来了》（板胡曲）、《新班之春》（小提琴曲）、《采茶舞曲》（歌曲）、《纺棉花》、《浏阳河》等
宫	脾（胃）	《秋湖月夜》、《鸟投林》、《闲居吟》、《月儿高》、《马兰开花》、《良宵》（二胡曲）、《二泉映月》《草原之夜》（歌曲）、《军港之夜》等
商	肺（大肠）	《阳光三叠》、《广陵散》、《江河水》、《高山流水》、《黄河大合唱》等
羽	肾（膀胱）	《昭君怨》、《塞上曲》、《胡笳十八拍》、《渔樵唱晚》、《梁山伯与祝英台》（小提琴协奏曲）、《小夜曲》等

福建省中医科学院研制的多功能导眠仪集中医针灸疗法、五行音乐疗法于一体，选择和声简单、音乐和谐、旋律变化跳跃小、属于慢板的独奏曲或抒情小品音乐，这类音乐频率大都在 125 ～ 250 赫兹之间，往往比较容易诱人入睡。

（三）认知行为干预

认知治疗中，引导失眠患者重新评估自己的失眠，使其能按更现实的正确观点认识失眠，改变不正确的潜在认知过程，缓解心理上的困扰，从而纠正不良的睡眠习惯。行为治疗中，先要找到导致某些症状和睡眠异常的行为活动，然后制订改善失眠的行为和方法，纠正导致失眠的行为习惯。

不管是阴证还是阳证失眠患者，都要求患者白天要有一定的兴奋度。例如积极参与工作、家务、学习、运动等，尤其是阴证失眠患者白天更需要活动，切忌在家呆坐进行所谓的休息，切忌白天躺卧补觉影响睡眠周期。到晚上时，进行一些放松身心的行为，有利于睡眠。

（四）情志调摄

《灵枢·本神》云："故生之来谓之精，两精相搏谓之神，随神往来者谓之魂……"张景岳在《黄帝内经》基础上进一步指出："魂之为言，如梦寐恍惚，变幻游行之类皆是也。""盖寐本乎阴，神其主也。神安则寐，神不安则不寐。"在这里，广义之"神"是指人的精神、意识、知觉、运动等，是人体生命活动的主宰和高度概括。"魂"

是指"梦寐恍惚，变幻游行"之类，魂随神生，随神而灭，所以必先有神而后有魂。情志是一种心理活动，而中医认识神志活动则由心所主，精神、情志活动的失调，不仅伤心而且耗神。魂要随神而安，神安则寐，若魂不随神，神不安则不寐。

失眠患者由于他病引发的失眠很少，大多是心理负担过重，无法驾驭自己躁动的神魂所致，中医的情志调摄在失眠中起到非常重要的作用。推荐使用调息静坐的方法进行情志调摄。

儒、道、佛、医各家调息静坐虽然取意不同，风格有别，但调息静坐的效果都归结在"心性"的涵养变化上，这种心性同修、形神兼养的内在要求，正是调息静坐的核心价值所在。

调息静坐既是主观意志的参与，也是客观形体的配合，是主客观高度结合的行为。这种行为的结果是主体不仅在精神上产生变化，也在生理上产生变化。调息静坐一方面能带来对生命现象的体悟体验，另一方面能带来健康状态的改变，表现出明显的治疗倾向，甚至还有延年益寿的效果。通过调息静坐能达到调和身心、存神养性、维护健康的作用。

调息静坐法失眠阳证、阴证皆可用。阳证失眠患者尤其适合调息静坐，长期坚持，通过此法能达到让神魂安居内守，促进睡眠的目的。

（五）饮食调治

《素问·逆调论》云："胃不和则卧不安。"《素问·痹论》云："饮食自倍，肠胃乃伤。"《寿亲养老书》亦云："饮食太冷热，皆伤阴阳之和。"早餐宜好，午餐宜饱，晚餐宜少，是食饮有节的具体体现。阳证失眠患者少食辛辣刺激过热的食物，特别是晚餐，宜清淡使阳气入阴；阴证失眠患者宜在白天，特别是午餐进食温热辛辣的食物，振奋阳气激发兴奋点。

脾胃运化失调可影响心、脑的神志功能。饮食调治是通过调节脾胃功能，能达到未病先防的目的。通过多吃含纤维的水果和蔬菜来调整胃肠运化功能，如玉米、桃子、苹果、笋干、芹菜、藕等，有利于清肠。此外还可以药膳调理偏颇体质改善失眠。如：给予阿胶鸡子黄方用于纠正阴虚质，甘麦大枣粥以改善气郁质，桃仁五味子蜂蜜糊以调理瘀血质。后天饮食不节者，给予睡前半小时服用健脾消食之剂。倡导睡前不宜过饥过饱，从而预防"胃不和，卧不安"。

（六）调摄与预防

首先通过普及预防失眠的有关知识来调摄和预防失眠。推广中医养生文化和健康生活方式，根据失眠患者的体质特点分别从精神、饮食、起居、运动锻炼及药膳等方面进行调理。常见的放松练习如八段锦、太极拳、松静功等，都有不错的效果。

生活中调摄失眠最重要的是建立良好的睡眠卫生习惯，纠正各种影响睡眠的行为和认知因素，重建正常的睡眠模式和恢复正常的睡眠结构，从而摆脱失眠困扰。具体包括：保持规律的作息时间，按时上床和起床；保持安静、舒适的睡眠环境；注意尽量避免白天小睡或者午睡，睡前不饮茶或咖啡。

第五章 黄俊山治疗失眠常用方法——认知行为疗法

　　无论是中医还是西医，对失眠的临床治疗中，认知行为疗法都是防治失眠这一心身疾病的首选之法。

　　从治本和长远的角度考虑，运用认知重建的方法纠正人们不合理的观念，配合改进行为，才能从根本上解决失眠难题。

一、认知疗法

　　在门诊用认知疗法诊治失眠患者的过程中，第一步是积极寻找失眠原因。寻找原因，首先要耐心倾听，并记录可靠的问诊资料，接着与患者一起探究失眠的最初原因。医生以聊天的方式，告诉患者导致失眠的原因主要有疾病、生活节奏、性格情绪、环境和药物等几个方面，并让患者从最早的失眠时间点开始慢慢回忆，一步步引导患者正向面对失眠原因。治病求因，去除病因，才能从根源上解决患者失眠的痛苦。

1. 导致失眠的认知问题

　　（1）心理内因：多来自家庭、工作等方面大的变故扰乱了心情，产生焦虑紧张、烦躁不安、惊恐、抑郁等情绪影响睡眠。"心者，五脏六腑之大主也，精神之所舍也。"心主神明，调摄五脏，主持精神、意识和思维活动。情志所伤，五脏受损，心神魂魄不宁，肝气郁滞，木克脾土，脾胃虚弱，气血生化失源，心失所养，阴阳营卫失调，导致失眠。

（2）生长环境及性格原因：失眠患者多为 A 型性格，由于对自己期望过高，以致在心理和生理上，负担都十分沉重。他们长期生活在紧张的节奏之中，其思想、信念、情感和行为的独特模式，源源不断地产生内部的紧张和压力，从而导致失眠。

2. 适合认知疗法治疗的失眠

（1）睡前紧张导致的失眠。由于长时间睡眠质量不佳或入睡困难，患者入夜即进入紧张、戒备状态，害怕睡不着。另外还表现为患者会尝试各种助眠方法，或是过了某个点未睡就无法入眠。

（2）缺乏信心导致的失眠。由于情绪、健康、工作等原因导致失眠，但去除诱因后，失眠症状未见改善，日久认为失眠会伴随终生，每天担心因为失眠带来的负面影响，背上睡眠差的包袱，失去改善睡眠的信心。

（3）心理因素导致的失眠。这类患者把所有不适都归咎于失眠。此类患者比较敏感，对于生理上的一些变化，或是不适症状，都认为是失眠引起，并一直认为只要不再失眠，所有不适症状都会消失。

3. 认知疗法的主要策略

（1）倾听。耐心倾听患者的倾诉，让患者感受到医生对其的尊重，是真心想了解并帮助他的人。

（2）共情。失眠者常抱怨"饱汉不知饿汉饥"，认为自己的痛苦比任何人都大。如果医生说自己也曾是严重失眠患者，愿意将自己战胜失眠的经验分享，双方就有了同病相连的亲近感，沟通会更顺畅，改变患者认为自己与别人不同的错误认知，让患者抛弃"失眠是病"的理念。例如"失眠了，没什么了不起，1/3 ~ 2/3 的人都有不同程度的睡眠障碍，许多人照样成就伟业，该干什么就干什么"；"因工作、生活等重大变故，在一段时间为睡不好是正常人的反应。每个人都必须面对现实，根据具体情况调整生活节奏和心态。就像对待失眠一样，努力去改善，一时改善不了就适应它"；"您究竟睡了多少并不重要，重要的是您的体力和精力的恢复程度，不能按纯睡眠时间多少来衡量睡眠状况"。

（3）夸奖。医生要不吝于给患者正能量，善意地夸奖会增加其自信心，比直接指出患者的不足收效更大。例如"失眠者大都是优秀人士，由于严谨、认真，考虑多、失误少，给自己创造了许多成绩，比那些'没心没肺，倒头就睡'的人优秀，睡眠方面差一些也是比较公平的，不必自责，而要理解自己，原谅自己"；"您失眠，说明您做事认真，总想把所有事情都想到，都做到尽善尽美，这也是优点之一。但人生必须抓大事，不可能任何事都能做到尽善尽美"。

（4）安慰。将其失眠严重程度说轻一些，纠正一些对失眠的错误认识，从而消除恐惧心理，设法转移患者对失眠的关注，鼓励其多参加文娱、体育活动，寻找新的精神寄托，保持愉快心情，指导其改变一些非功能性的睡眠习惯和带有负性暗示行为，促进其理性对待失眠，重建睡眠信心。把白天的焦虑、易怒、忧郁等都归咎于失眠的影响，结果对睡眠产生恐惧，一到晚上或一上床就紧张，越紧张越睡不着，形成恶性循环。要做到"先睡心、后睡眼"。

二、行为疗法

1. 睡眠限制

（1）增加白天活动。白天的有效兴奋是保证夜间有效抑制的重要条件，许多人认为晚上未睡好，想白天补；或白天不敢兴奋，无精打采，常犯困打盹（浅睡眠），到了睡眠时间反而睡不着。这就是为什么老年人"昼不精，夜不瞑"和儿童越淘气睡得越深的原因。一定量的体力和脑力活动是需要睡眠的前提。因此，建议每天早起慢跑15～20分钟有利于晚上睡眠。老人睡眠少，因为老人白天经常打盹，打盹多了，晚上七、八点就睡了，睡到晚上不到一点就醒了，对这一点，我们给老人的建议是：白天要兴奋，不让他打盹。不然，看电视看报纸，看着看着就想打盹，就像吃零食吃得多了，吃正餐就没有胃口。

（2）按时起床。要保证到点一定起床，即使是被叫醒的，当时仍感到昏昏欲睡，也要立即起床，即使当晚只睡了三四个小时或彻夜未眠也要起来。中午可做些轻度体力劳动或者打打球。下午如果感到头昏或倦怠时，可用温水洗脸冲头，但不要睡觉。仍坚持不住，可小睡，但不宜超过半小时。

2. 刺激控制

（1）睡前调节。失眠者下午和晚上不能喝咖啡、茶和其他各种兴奋性饮料，不抽烟，不看精彩刺激的影视和文艺作品，上床前半小时停止脑力活动，可在浴盆中泡20分钟，或者热水泡足30分钟，或者到室外走动以活动肢体，或者多上下楼梯以改善机体的血液循环促进睡眠。

（2）倦时上床。失眠者要养成有睡意时才上床睡觉的习惯，千万不可早早上床等待，以免形成恶性循环，对床形成条件反射。上床后，如果感到脑子特别清醒毫无睡意，那么也可以起床走一走，直到感到有些倦意时，再上床。入睡后，如果中途醒来，不要睁开眼睛，轻轻地翻个身再睡，不要开灯看时间。

（3）学会放松。上床后，把肢体摆在最舒适的位置上，双眼半闭，轻轻地呼吸，让全身肌肉放松，或者使自己轻轻地打呵欠，此时再想象一个十分寂静的环境，这样，不久就会慢慢地进入梦乡。

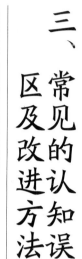

三、常见的认知误区及改进方法

1. 对睡眠时间要求过高

患者认知

有的人认为睡眠越多越有益于健康，把自己睡眠的目标值定得超过了自身所能达到的程度，认为每晚一定要睡足 8 个小时，否则就会影响身体健康。

认知分析

睡眠的时间以能基本达到恢复精力为标准。有些人的睡眠时间虽然长期低于建议的睡眠时长，但他们却拥有更高质量的睡眠。睡眠时长的个体差异的确存在，衡量睡眠是否充足的一个标准就是看第二天是否感觉很清醒。只要第二天睡醒后感觉精力充沛就是一个正常的睡眠。

改进对策

认知疗法治疗时，可以告诉患者，实际上人的睡眠时间 4 ~ 6 个小时就差不多了，虽不够满足，但缺得不多了，就像我们吃饭一样，每餐都要吃到十分饱吗？六分、七分也是可以的。还要考虑到个体对睡眠需求的差异性，有的人睡眠时间少（每天3～5小时），但也能保持神清气爽，如果对睡眠如果要求过高，每一次都要达到最佳状态，就会给自己背了很多包袱，"努力"睡觉的结果反而更糟。就像勉强孩子每次考试都要得高分一样，目标过高反而不能发挥应有的水平，适度减压就发挥正常了，睡眠也是这个道理。

2. 对睡眠质量要求过高

患者认知

有患者认为："我已经好几个月都没睡觉了。"甚至有人认为自己从未睡觉。

认知分析

从生理角度判断患者描述的情况是不可能的。这类患者有着严重的睡眠评估障碍，即对自己的睡眠状况存在着过低评估的误区，客观的睡眠状态与主观意识之间差距较大。得不到"完美"的睡眠就将失眠"妖魔化"，结果越认真睡眠越容易失眠。

改进对策

告诉患者，许多失眠患者常在白天或躺在床上时都有浅睡，只是对其不满意而已。如果按主观认为的从未睡眠，那不是"神仙"就是"妖精"了。如果失眠者能认可并放下了这个主观认识误区的包袱，问题就解决了。

3. 对失眠产生恐惧

患者认知

患者有过因客观或主观原因而短暂失眠的经历，虽有所好转，因过分关注睡眠，对睡不好觉感到恐惧，睡前精神紧张，进一步演化成慢性失眠，一到睡觉时间就担心睡不着，感到紧张、害怕，产生了"失眠期待性焦虑"，或是尽力去让自己快入睡，晚上各种方法轮番上阵，折腾不休。

认知分析

有的患者因为长期承受失眠的折磨，往往产生极为复杂的心理活动，对失眠格外敏感、格外关心，向医护人员寻根问底，翻阅书籍，网上查询，企图找到灵丹妙药，结果反而事与愿违，效应适得其反。患病的"患"字就是心被串起提着。主观性失眠者心悬起来就是患者，若放下则病自除。

改进对策

告诉患者与其用各种方法把自己折腾得够呛都不见效，不如"不作为"。顺其自然，让绷得很紧的神经放松一下，不管睡多睡少不再计较，不去折腾。另外，应在相对固定的时间点上床，早早上床的结果往往是"欲速则不达"，只会加重心理负担。

4. 将失眠的不良影响扩大化

患者认知

患者认为失眠会给身体带来持久实质性伤害。有的年轻患者担心自己的记忆力受损，有的担心失眠有损容貌，还有人担心长期失眠会导致精神分裂，上了年纪的患者则担心失眠会引发心脏病或消化系统疾病等。有的人还把白天的负面情绪——焦虑、易怒等归咎于失眠的影响。

认知分析

如和同事矛盾、挨领导批评、很多事情没有做好，就归因于昨晚没有睡好，昨晚没有睡好就怨隔壁邻居在装修，进而跟人家争吵闹矛盾，更影响情绪，产生更多负面情绪，这就形成一个连锁反应。把白天的焦虑、易怒、忧郁等都归咎于失眠，结果对睡眠产生恐惧，一到晚上或一上床就紧张，越紧张越睡不着，形成恶性循环。这类患者过分关注自身感受，过分计较病情变化，一旦收到消极暗示，就迅速出现抑郁情绪，甚至还可产生悲观厌世之感，他们对失眠的恐惧程度大于睡眠正常者。

改进方法

过分关注不如放松对睡眠的关注。

5. 梦多就是没睡好

患者认知

患者认为自己做梦太多影响休息，甚至是整夜都在做梦，中间醒来上个厕所再睡又接着刚才的梦继续做，如同"电视连续梦"一样，白天很累没精神。

认知分析

其实睡眠"任务"的完成时间多少因人而异，睡眠"任务"又急又重时来不及做梦；不够急重时，在快速动眼期，虽然意识仍不清，但部分思维已开始起作用，睡眠时间越长梦就越多，这就是人们常说的"夜长梦多"。睡眠"任务"被时间过长给"稀释"了，表现为梦多，时间越长质量越差，越睡越多梦就越累。

改进对策

缩短睡眠时间，没有多余时间来做梦，梦减少后睡眠质量就能得到改善。

6. 老年人睡眠少

患者认知

老年人睡眠少很正常，所以老年人有失眠的症状不需要治疗。

认知分析

这种看法不完全正确。老年人体力和脑力活动较少，由于"见多识广"，很多情况"见怪不怪"，新奇感较少，兴奋的高度和持续时间不够，睡眠的需要量也相对较少，老年人一般夜间睡眠只有5～6小时，但老年人常在白天有浅睡（打盹）。经常看到正在看报、看电视、听音乐的老年人渐渐低下了头，闭上了眼睛，有时还会打鼾、流口水，这就是浅睡。白天经常打盹，晚上七、八点就睡了，睡到晚上不到一点就醒了。

改进对策

告诉患者，打盹就像吃零食，吃得多了，吃正餐就没有胃口。白天要增加活动内容和兴奋度，挤占和减少打盹犯困的时间，以便给晚上增加"睡眠任务"。如果做不到，那晚上睡少点也不需要烦恼，总不能白天睡得不少，晚上还想多睡，那就太多了。

7. 对失眠错误归因

患者认知

认为失眠主要是外界环境影响自己所致。比如周围太吵，同住者打呼噜等。

认知分析

失眠是外界环境和内在因素共同作用的结果，如果只考虑外界环境的影响，并不利于改善失眠症状，甚至会因此影响自己的人际关系。

改进方法

告诉患者，如果改变不了外在客观环境，就只能改变主观想法去接受和适应环境。不良环境也是对人的磨炼，能适应恶劣环境睡眠也会随之改善。

8. 心思过重

患者认知

心里不断产生贪嗔痴慢疑、怨恨恼怒烦、羡慕嫉妒恨、郁闷纠结乱的情绪和思绪，难以入眠，不由自主地早醒。

认知分析

《素问·举痛论》说："怒则气上，喜则气缓，悲则气消，恐则气下，思则气结。"七情过极，可致魂不守舍，神不安宁，难以成寐。人希望得到越多，期望越高，就越难以实现，导致睡眠时内心难以平静下来而顺利入眠；即便是能睡一段时间，内心的纠结在潜意识中浮现出来，也会导致早醒。

改进方法

中医认为，七情是疾病产生的内在因素。修身养性是每个人终生的必修课，人无远虑必有近忧，人生每个阶段都是在各种磨难中前进。如果心思过重，背的包袱就太多、太重了，会压得你喘不过气来。这时减少一些目标，降低一些标准就会轻松许多，退一步海阔天空，睡眠问题也会随之而改善。

9. 担心助眠药物依赖

患者认知

一部分人的失眠较重，或近期遇到难以对待的重大心理冲突，一时难以平静心情，失眠严重到坚持不住了，也不愿服用助眠药，害怕形成依赖或有副作用。

认知分析

"是药三分毒"固然没错，但在失眠的危害大于药物的不良影响时，可以"两害相权取其轻"。药物本身就是给需要的人用的，这时借助外力相助是明智之举。如同雇保姆一样，保姆尽管有诸多"毛病"，但没办法时也要雇。

改进策略

人遇到大的变故，单靠自己一时难以应对，如果不用药比用药的伤害更多时，还是要借助药物的作用。

10. 将失眠的因果关系搞反了

患者认知

患者认为是失眠导致自己出现各种不适和身心不适的情况。

认知分析

失眠是来自生理、心理、睡眠节律和外部影响的"受害者"，失眠是前述的原因导致的结果，是受连累方而不是肇事元凶，不存在无缘无故的失眠。

改进方法

只有找出引起失眠原因，将其消除或逐渐减轻，才是防治失眠的必由之路，要求不失眠而不设法祛除或减轻成因，最多只能治标不治本。

四、常见的行为误区与纠正方法

1. 过多方法折腾自己

患者行为

失眠患者为了促进入睡，睡前刻意采取了一些方法，如数数、数羊、泡脚、喝牛奶等。

行为分析

过于复杂的助睡眠的行为，不仅无助于入睡，反而会将本来就紧张的"睡眠神经"越绷越紧，越数越清醒。

改进方法

睡前最重要的是放松心情，放空自己。刻意用各种方式促进睡眠，反而由于心理暗示和频繁折腾，使大脑变得更容易兴奋而难以入眠，不如不作为，顺其自然更有助于"睡眠神经"的放松。

2. 赖床

患者行为

认为睡眠越多越好，自然醒后，赖床不起，强迫延长睡眠时间；或以为没有睡好觉就想有个"回笼觉"来"补觉"，不愿起床。

行为分析

因"久卧伤气"，恋床不起易使四肢发沉，精神萎靡。如果这个"回笼觉"时间一长，也会影响次日睡眠的质量。补得越多晚上就越难眠，睡眠习惯和生物钟就乱了，不利于良好睡眠节奏的重新建立。因此，单纯延长睡眠时间对身体无益，会产生"越睡越累"的情况。

改进方法

即使晚上没睡好也要按时起床。迁就的结果虽然暂时能舒服些，但把睡眠习惯娇惯坏了，变得越来越脆弱，结果躺在床上的时间过多，衍生出许多疾病来。因此，不论睡得好不好，要坚持按时作息，一昼夜总卧睡时间不应超过 8 小时。虽然当前很艰苦，但会逐渐向好的方面转变。

3. 睡前看电视剧、微信、中长篇小说等

患者行为

睡觉前喜欢在床上看小说、电视剧、微信和人聊天，入睡比较难。

行为分析

大脑兴奋度较高的娱乐行为，往往环环相扣，导致难以停顿下来。

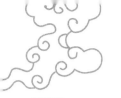

此外，床上的这些行为时间一长，还会引发眼睛、颈椎、腰椎的问题。

改进方法

睡前逐渐降低兴奋度，将自己的事、烦心或高兴的事转移其注意力到外界，转换到社会信息或各种零碎的"八卦"等，可看一些文摘，听听舒缓的音乐等。尽量不要想今天、明天的具体事情。

4. 睡前畅言、过动

患者行为

睡前兴奋地聊天或嬉闹。

行为分析

孔子曰："寝不言。"就是说人已经躺在床上后，就不应当过多说话。睡前谈些易引发联想、激动或悲伤的话题，导致精神过度兴奋或抑郁均可影响睡眠。中医学认为，肺主声音，凡人卧下，肺即收敛，言谈过多，必伤肺气，扰乱心神，影响五脏，躁而不安，难以入睡。

改进方法

讲话时既动脑也动口，比单纯胡思乱想需要的大脑兴奋度、清晰度更高，不利于睡眠。睡眠差的人（睡商低）在睡前要比别人多提前一些时间结束谈话（或通话），避免"卧谈"。

5. 频繁看表，计算时间

患者行为

因眠差而对睡眠时间很在意，睡不着频繁看表，早醒就看表，计算着总共睡了多少时间。

行为分析

由于每个人的睡眠需要的时间有所不同，还有主观和客观的误差（有一些实际上处在睡眠状态而主观上未被认可的睡眠时间），计算出的睡眠时间与自己的目标可能差距较大。因此频频计算睡眠时间的做法容易背上思想"包袱"，加重失眠负担和白天的不适感。

改进方法

几点去睡要有一个相对固定的时间，这时可看表，几点起床要定闹钟，有利于睡眠节律和生物钟的建立。也就是说，几点睡几点起有定时，可看表；中间不管是否睡、何时醒都不看表。

6. 频如厕、辗转反侧

患者行为

有的患者因为入睡难而焦躁不宁，总觉得有尿会影响睡眠，想通过把尿排干净来促进入睡，于是频频上厕所；有的患者不断变换睡眠姿势，为了找一个舒适的睡姿而辗转反侧。

行为分析

入睡前刻意调整入睡状态往往效果适得其反，越折腾越难眠。

改进方法

用焦躁的方法来制约焦躁，往往越制约越焦躁，不如"以静制动"，减少如厕、减少辗转，静下心来，放松身心更有利于睡眠。

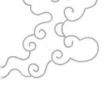

7. 喝酒助眠

患者行为

睡前饮酒，使自己更快入睡。

行为分析

喝酒助眠，虽入睡较快，但易醒，且第二天白天状态不佳。不同的饮酒量对睡眠的影响是不一样的。饮酒量小容易兴奋往往睡不着；饮酒量大时，昏昏沉沉的，容易入睡，但也容易早醒，且早醒后难以续睡。此外，饮酒过量会导致次日宿醉，白天还是没精神。烈性酒使人口干，频繁起床喝水，啤酒量大尿就多，频繁如厕……不论喝什么酒助眠身体都得不到深层次的休息，睡眠被分割得支离破碎，因此睡不好。

改进方法

逐渐改变靠喝酒助眠的习惯，不能入睡可用其他方法替代，例如使用助眠药来替代喝酒。

第六章

黄俊山治疗失眠经验方药

失眠属于中医"不寐"范畴，历来多以阴阳失交、心神失养等立论，治疗多用养心安神之品。黄俊山认为：失眠以"肝郁失疏、心神不宁或肝血亏虚，心神失养"为基本病机，在临床上运用"疏肝理气解郁，养血宁心安神"的基本思路治疗本病。

一、失眠经验方剂应用

面对失眠，应该从整体观入手，才能辨证精确，防治有效。多年的临床发现，现代社会失眠最常见的原因是外在环境压力过大与内在性格、心理承受能力不足，当二者出现严重不平衡时，就会对睡眠造成影响。

治疗失眠的经验方有松郁安神方、肝郁脾虚方、更年安神方及经典方剂黄连阿胶汤、交泰丸、栀子豉汤、逍遥散、龙胆泻肝汤、温胆汤等。松郁和胃方是在松郁安神方基础上加味而成。

松郁安神方

患者典型表现：心烦不能入睡、烦躁易怒、胸闷胁痛、头痛面红、目赤、口苦、便秘尿黄。

甘松 10 克	郁金 15 克	玫瑰花 10 克	生龙骨（齿）30 克
珍珠母 30 克	柴胡 10 克	丹参 15 克	酸枣仁 15 克
合欢皮 15 克			

全方疏肝解郁为主，重镇安神、养心安神。若伴见心烦失眠、口干、口苦、舌红脉数，加龙胆草、牡丹皮、决明子；若伴见多梦易醒、神疲思卧，舌淡、脉细，加党参、当归、茯神、黄芪。

从心、肝生理病理特点认识失眠的病因病机，在脏腑辨证方面，以肝郁为首，将其基本病机归纳为肝郁（化火）、心神被扰或肝血不足，心神失养，同时也重视肝与其他脏腑的关系。

生理病理方面，肝主疏泄，若情志不畅，容易出现肝气郁结，气机失畅，气滞不行，升降不得，正如《丹溪心法附余》云："郁者，结聚而不得发越也。当升者不升，当降者不降，当变化者不得变化也。"

松郁和胃方

患者典型表现：情绪抑郁，胃不适（在失眠的同时，具有烦躁易怒、善太息、脘腹胀满、纳呆、呕吐、嗳气、恶心、泛酸等）。

甘松 10 克	郁金 15 克	合欢皮 15 克	香橼 10 克
姜半夏 12 克	柴胡 10 克	黄芩 10 克	酸枣仁 15 克
珍珠母 30 克	薄荷 10 克	茯苓 15 克	白芍 15 克
紫苏梗 10 克	甘草 6 克		

肝胃不和型失眠之病机为肝郁为首，肝气郁结，疏泄失职，横逆犯胃，脾胃失其运化则食积胃腑，胃失和降，胃不和则卧不安。

方中君药甘松，开郁醒脾、郁金善行气解郁；臣药合欢皮善解郁安神，柴胡助疏肝解郁，姜半夏燥湿化痰、降逆止呕，酸枣仁养肝宁心安神，香橼疏肝解郁、理气和胃。佐药白芍，养血柔肝敛阴，以防

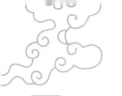

化湿理气药的辛燥之性；黄芩清热燥湿，与姜半夏相配，以收辛开苦降之效；紫苏梗行气和中、宽胸利膈；薄荷疏肝行气；珍珠母平肝潜阳，镇惊安神；茯苓宁心安神；使药甘草，调和诸药。

甘松能解郁安神，具有温而不燥，甘而不滞，微辛能通的特点。柴胡配伍白芍，一走一守，疏肝柔肝，体现出肝"体阴而用阳"的特性。姜半夏配伍茯苓，运化中州，可降胃气。全方共奏疏肝解郁，和胃安神之功。

肝郁脾虚方

患者典型表现：失眠、胸闷、咽中如有物阻，急躁易怒、食少便溏，面不华。舌淡胖有齿痕，苔薄，脉弦细。

合欢皮 15 克	柴胡 10 克	甘松 10 克	郁金 15 克
黄芪 40 克	炒白术 15 克	姜半夏 10 克	茯神 15 克
紫苏梗 10 克	五味子 10 克	党参 15 克	甘草 6 克

"木曰曲直""土爱稼穑"。肝在五行属木，脾属土，木克土。情志不遂，郁怒伤肝，肝木过旺则容易首先克制脾土，即木乘土；另肝主疏泄，调畅气机，中土脾胃为气机升降枢纽，肝气郁结，失于条达，气机逆乱最容易横逆侵犯脾胃。临床上胸胁胀或痛、急躁易怒、腹胀、便溏或便结、纳呆等，即肝郁脾虚失眠的证型。木之于土论阴阳，木属阳，土属阴。如果肝郁为主脾虚为辅则为阳证失眠，如果脾虚为主肝郁为辅则为阴证失眠，木旺乘土所导致的失眠为阳证失眠向阴证失眠转化的阶段。

阴阳失调的失眠患者嘱其在晚上加用交泰丸（黄连 5 克，肉桂 0.5克），两药相伍，使心肾相交，水火相济，阴阳交感互藏，促进睡眠。

常用颗粒剂以白蜜调匀，用淡盐汤送服。由于中药起效较慢，嘱患者晚饭后半小时即服用。

更年安神方

患者典型表现：女性绝经前后出现烘热，汗出，烦躁，失眠，颧红。舌暗红，少苔，脉弦细数。

地骨皮 15 克　合欢皮 15 克　银柴胡 10 克　酸枣仁 20 克
山茱萸 15 克

围绝经期女性最常见的烘热、汗出、烦躁、失眠四大主要症状，是该期阴虚潮热、肝郁气滞、魂不守舍的心理和病理特点所致。总体来说，属于火热（虚火）扰心而致的阳中之阴证失眠。

方中地骨皮甘、淡、寒，归肺肾经，凉血退骨蒸潮热，善治虚热、盗汗为君药；银柴胡甘、微寒，归肝、胃经，善退虚热为臣药；合欢皮甘、平，归心、肝经，解郁安神；炒酸枣仁甘、平，入心、肝经，养心安神，敛汗，善治失眠、汗出，二者共为佐药；山茱萸酸、微温，归肝、肾经，补益肝肾，收敛固涩为使药。以上共奏滋阴潜阳清虚热，解郁安神敛汗之功，全方较为平和微寒。

另有黄连阿胶汤、交泰丸、栀子豉汤、逍遥散、龙胆泻肝汤、温胆汤的用法详见第四章"失眠的辨证施治"。

二、失眠经验药对组合

失眠为中医药有特别疗效的病种之一，临床上，在辨证施治的同时，也要考虑到"辨病论证"，针对失眠疾病的特点，在辨证论治、遣方配伍用药时，依据"七情和合"原则，按相须、相使、相畏、相杀的药对组合，能起到协同和拮抗效应，治疗失眠，十分灵活，效如桴鼓。常用药对经验总结如下。

1. 疏肝解郁

肝藏血，血舍魂，主疏泄，喜调达而恶抑郁，七情太过与不及皆可影响及肝，致疏泄失司，气机逆乱、情志抑郁，从而肝不藏魄，魂不守舍则易夜卧不安，惊骇多梦。现代社会竞争激烈，来自工作、学习、生活等多方面的压力，容易出现焦虑、担忧等异常情绪，疏解不及导致肝气郁结，久则易郁而化火。"肝郁"致失眠常有两个特点，一是肝气郁结，多见于女性，由于情志不畅，不能排解，导致肝气郁结，肝失疏泄则气机逆乱，阴阳不交而失眠；二是肝郁化火，多见于男性，性情暴躁，气郁化火，火性炎上，扰乱心神则不得卧，临床上常运用

甘松 - 郁金、柴胡 - 白芍，治以疏肝柔肝理气，从而解郁安神。

（1）疏肝理气解郁——甘松 - 郁金

甘松辛、甘，温，归脾胃经，善行气止痛、开郁醒脾。《本草求证》认为甘松归心经，可解郁通阳。国医大师朱良春指出甘松温而不燥，甘而不滞，微辛能通，且有解郁安神的作用。郁金辛、苦，寒，归心、肝、胆经，善行气解郁，活血凉血清心，属入血分之气药，其性苦寒沉降，有清心收敛之力。蔡晓荪认为"其性轻扬，能散郁滞，顺逆气，上行而下达，对心肺肝肾火痰郁遏不行用之最佳"。

甘松 15 克、郁金 15 克合用能理气解郁安神，通过疏肝达到调畅气机的效果，使肝疏泄有序，气的升降出入有常，气血和调，则人心境平和，神魂安定。

（2）疏肝柔肝解郁——柴胡 - 白芍

柴胡苦、辛，微寒，归肝、胆经，辛行苦泄，善条达肝气，疏肝解郁；白芍酸苦而甘，其性微寒，能养血柔肝，平肝止痛，行血散邪。

白芍与柴胡的配伍，在柴胡类方中多有体现，如逍遥散、四逆散、柴胡疏肝散等，取三者方义，临床上将两者合用，其中白芍补肝体而助肝用，使肝血冲和则肝柔，敛阴制柴胡辛散，可防柴胡疏肝太过；而柴胡升发阳气，疏肝解郁，恐有劫肝阴之弊，需与芍药合用，补肝血，畅肝气，使柴胡升散而无耗伤阴血之弊端；两药配伍，一走一守，一气一血，疏肝又柔肝，相得益彰，符合肝"体阴而用阳"的特性。

2.宁心安神

心主血脉,主藏神,《素问·灵兰秘典论》云:"心者,君主之官,神明出焉。"心主管人的意识、思维、情志活动。《景岳全书·卷十八·不寐》中说:"盖寐本乎神,神其主也,神安则寐,神不安则不寐。"

"心神不宁"之失眠虚证多属阴血不足,心失所养;实证多为气郁、火盛扰心所致。前者各种原因所致的心神失养,如思虑过度耗伤心脾、肝血不足心血失充、肾水亏虚不能上济于心,故临床上可运用首乌藤-合欢皮以养血宁心安神;后者各种病理因素致心神被扰,如痰热、火、瘀血等,可根据情况加减运用。

(1)养血宁心安神——首乌藤-合欢皮

首乌藤味甘性平,归心、肝经,善养心安神。《本草正义》云:"治夜少安寐。"合欢皮味甘性平,归心、肝经,善解郁安神。《神农本草经》云:"主安五脏,和心志,令人欢乐无忧。"失眠之心神不宁,实者为邪扰心神、虚者心神失养,虚者常责之心肝之血不足。王冰注《黄帝内经》云:"肝藏血,心行之,人动则血运于诸经,人静则血归于肝脏,肝主血海故也。"说明肝有贮藏血液、助心行血的功能。因此,若心血不足,则肝藏血乏源,若肝失藏血,亦可致心血不足或者肝阴血不足。养血宁心安神可用首乌藤30克、合欢皮15克这一药对。首乌藤与合欢皮同归心肝二经,前者长于养心安神,偏于静心;后者长于解郁安神,偏于疏肝。二者配合,木火同治,养血宁心与疏肝安神结合，可收标本兼治之功效。近年多项研究报道何首乌具有肝毒性，首乌藤的应用与研究尚需探讨。

（2）收涩宁心安神——酸枣仁 - 五味子

酸枣仁酸、甘，平，归心、肝经，善养心安神，敛汗。《名医别录》云："治烦心不得眠，虚汗，烦渴，补中益肝气，坚筋骨，助阴气。"五味子酸，温，归肺、心、肾经，善宁心安神，敛汗止泻。

收涩宁心安神可用酸枣仁15克、五味子6克。两药味酸，酸甘化阴，尤其适用于心阴血不足所致心神失养之失眠。此对药还可运用于妇女围绝经期失眠患者。妇女"七七"之年，肾气日衰，肾水不足，不能上济于心，心火独亢于上则心烦，不得卧，正如徐东皋云"有因肾水不足，真阴不升，而心火独亢，不得眠者"。根据围绝经期女性最常见的烘热、汗出、烦躁、失眠四大主要症状，常配伍地骨皮、银柴胡、山茱萸及交泰丸，治以泻心火，滋肾阴，敛汗，交通心肾。两药配合不仅宁心安神作用增强，更由于其酸涩之性，在敛汗方面最先收效而颇得医患赞赏。

（3）重镇宁心安神——龙齿 - 珍珠母

龙齿甘、涩，凉，归心、肝经，镇惊安神；珍珠母咸，寒，平肝潜阳，清肝明目。《本草纲目》言其"安魂魄"。《中国医学大辞典》言："兼入心肝两经，与石决明但入肝经者不同，故涉神志病者，非此不可。"肝郁化火、肝阳上亢及心火亢盛致神狂魂躁而失眠，非重镇之品难抑其亢奋之魂魄。

重镇宁心安神可用生龙齿 10 克、珍珠母 30 克。该对药常用于肝郁气滞,郁而化火,冲扰心神,心神不能震慑者,两药搭配,相得益彰。

（4）健脾和胃以安神——茯神 - 姜半夏

茯神味甘、淡,性平,归心、脾、肾经,功能利水渗湿、健脾和中、宁心安神,适用于脾虚食少、便溏带下,以及心脾两虚见心神不安而心悸失眠等。姜半夏辛温,归脾、胃、肺经,善燥湿化痰,降逆止呕,消痞散结。失眠者多气机郁滞逆乱,而中焦为气机升降枢纽,极易先受其害,日久运化失司,气血生化乏源而致心脾两虚之证。另一方面,中焦失运,生湿则聚痰,痰浊内扰亦可加重失眠。《黄帝内经》言:"胃不和则卧不安。"作为《黄帝内经》十三方的半夏秫米汤,可谓治疗失眠第一方。

茯神与姜半夏配伍增强了健脾化湿、固护中州之力,使气机升降有度,营卫调和,阴阳得交。其中茯神不仅可以渗湿,还有宁心安神之效;姜半夏辛温通阳,善燥湿化痰,还能降逆止呕,适用于肝胃不和之胃气上逆。

（5）调畅谷道以安神——五味子 - 柏子仁

五味子酸,温,归肺、肾、心经,敛汗止泻,宁心安神。柏子仁味甘性平,入心、肾、大肠经,善养心安神,润肠通便。《本草纲目》云:"养心气,润肾燥,安魂定魄,益智宁神。"二药均有安神之效,而五味子因其酸涩而长于敛汗涩肠；柏子仁质润多油，长于润肠通便。二者一守一走，常配合使用以和调谷道之开合。若偏于便溏则祛柏子仁，加炒白术、肉豆蔻涩肠止泻；若便结不通则祛五味子，加决明子以通便安神。

（6）心肾相交以安神——黄连 - 肉桂（交泰丸）

黄连大苦大寒，主入心经，功效为清热泻火，能泻过亢之心火；肉桂辛甘大热，主入肾经，少量肉桂温阳不显但能鼓动肾水上济于心。两药相伍，使心肾相交，水火相济，水属阴火属阳，阴阳交感互藏，促进睡眠，是治疗火热扰神阳中之阳证失眠的常用方药。阳证失眠患者，嘱其在晚上加用交泰丸，常用颗粒剂，白蜜调匀，用淡盐汤送服。由于中药起效较慢，嘱患者晚饭后半小时即服用。本剂偏寒，有利于阳证失眠患者泻其过余阳气，使阳入于阴而得寐。

三、失眠经验用药
——甘松

1. 使用甘松的中医理论依据

　　甘松，又名苦弥哆、甘松香、人参香、麝果、邦贝，是败酱科植物甘松 (Nardostachys jatamansi DC) 的干燥根及根茎。其性辛、甘、温，无毒。甘松是我国传统中药，历史悠久。以四川、甘肃、青海、西藏、云南等地产的甘松为道地药材。甘松入药始载于唐代《本草拾遗》，后列入《海南本草》和《开宝本草》，认为其具有止痛、理气醒脾、安神、疏肝解郁等功效，可用于治疗气郁胸闷、脘腹胀满、食欲不振、呕吐，神经衰弱、癔症、失眠、易惊等症。现代药理研究认为甘松有良好的镇静、调整心律及松弛平滑肌等作用。甘松精油对缓解紧张、压力、偏头痛、消化不良和失眠有疗效。甘松用于治疗失眠是因为其具有以下功效。

（1）疏肝解郁

失眠的患者多有情志疏泄异常的表现，临床上肝郁类失眠患者占绝大多数。肝主疏泄，情志不遂或五志过极，则肝气郁结，肝郁化火，扰动心神，肝藏魂，神魂不安而致失眠。《黄帝内经》中有提到"肝藏血，血舍魂""人卧则血归于肝"，说明肝气疏泄，能藏血舍魂，寐则能安。故取甘松味辛，具有发散、行气之功，可助肝气疏泄，使气郁得以开解，临床用于压力过大，情绪不良的失眠患者，疗效较好。

（2）养心安神

人之寤寐，由心神控制，营卫阴阳、脏腑气血的调和是心神调节寤寐功能的正常运行的保障。各种内外因素影响到心神，导致心神不安而发为失眠。《灵枢·本神》中"心藏脉，脉舍神"即说明了心与神的关系，《景岳全书·不寐》中有"盖寐本乎阴，神其主也。神安则寐，神不安则不寐"的记载，《血证论》亦曰："寐者，神返舍，息归根之谓也。"甘松归心经，性甘、温，气味芳香，有助于养心安神，神安而寐。

（3）开郁醒脾

我们曾对 435 例失眠肝郁类证病例进行统计，肝郁脾虚证为 142 例（占 32.7%）排在失眠肝郁类各证型的第一位。在出现入睡困难、眠浅早醒等失眠症状的同时，常见情绪低落、急躁易怒、胸闷、咽中异物感、腹胀、纳呆、便溏等肝郁脾虚之证。肝为将军之官，主疏泄，调畅气机，协调脾胃升降，使运化功能得以正常发挥。因其"喜条达而恶抑郁"，遇有悖郁则气机逆乱，木旺乘土，肝气郁结最容易横逆犯脾，致脾运化失司，形成肝郁脾虚之证。故《金匮要略》中云："见肝之病，知肝传脾，当先实脾。"甘松又归脾、胃二经，有开郁醒脾之功，使脾气健旺，肝气冲和调达，气血生化运行正常，心神得养，寐得以安。

2. 甘松的现代药理研究

（1）神经系统

国外学者研究匙叶甘松根的乙醇提取物能引起大脑中主要单胺（去甲肾上腺素、多巴胺、5-羟色胺、5-羟基吲哚乙酸、γ-氨基丁酸）、牛磺酸浓度的增加并抑制氨基酸浓度的增加。王大观教授在原"癫痫宁"的基础上研制的中西药合方制剂"甘松抗痫灵"由甘松、马蹄香、白胡椒等中药和少量的苯巴比妥组成。杨秀英就甘松抗痫灵的主要药效学与中药、苯巴比妥、苯妥英钠进行了对比实验，发现高剂量甘松抗痫灵可使脑电图出现类似深睡眠的高幅慢波，并有中枢抑制作用和镇痛作用。

（2）消化系统

现代药理学研究表明：甘松提取物对小肠、大肠、子宫、支气管等离体平滑肌器官，具有拮抗组织胺、5-羟色胺及乙酰胆碱的作用，还能拮抗氯化钡引起的痉挛。何跃等通过甘松的水提物和挥发油进行高、中、低剂量组合，与西沙比利阳性对照，随机分组给药，观察不同药物组对小鼠小肠推动运动的影响，得出甘松能较好地促肠运动功能，促进肠推进运动的机理可能与增加胃肠运动的协调性有关。经实验表明甘松还可以提高局部氧自由基清除能力、抑制胃酸分泌，甘松的挥发油对胃黏膜有保护作用。

3. 甘松的具体运用

（1）古今医家对甘松的见解

古今医家均善用甘松治疗脾胃的疾病，李时珍《本草纲目》中记载："甘松，芳香能开脾郁，少加入脾胃药中，甚醒脾气。"明《本草汇言》中亦云："甘松，醒脾畅胃之药也。"《开宝方》云："主心腹卒痛，散满下气，皆取温香行散之意。其气芳香，入脾胃药中，大有扶脾顺气，开胃消食之功。"根据甘松之归经、性味，指出甘松善理气止痛，气行才能促有形、无形病理产物消散。临床上常用于治疗思虑伤脾或脾胃虚寒证，每多与党参、白术、木香、焦三仙等同用。

中医治疗讲究辨证论治结合辨病论治，并结合患者症状随证加减。睡眠与肝脾调和有着密切的联系，许多失眠患者因肝郁失疏，肝木乘脾土，脾胃运化功能失司，气血生成不足，心神失养，加之气机郁滞，气血失和，心神不宁而引起。甘松能理气开郁，调气机，畅情志，使得肝气正常疏泄，有利于脾的运化；又能调理脾胃，醒脾健脾，脾能健运，反过来又有利于肝气的调达。气机调畅，气血生化之源功能正常发挥，阴阳平和，魂归其舍，神魂安宁。

王好古深受其师张元素脏腑辨证及李杲的脾胃内伤论的熏陶，曾言甘松能理元气，去气郁，常与山柰合用，也可与沉香、香附之类同用。甘松调理心、肝、脾三脏，对情志病有很好的调节作用。朱良春治疗肝失条达，自觉腹内有气冲逆，胸闷如窒的患者，或妇女经期乳胀，善太息，无端悲伤流泪者，常用甘松配伍疏肝理气药或养心安神药，取得了很好的疗效。

总之，甘松温而不燥，甘而不滞，微辛能通，药性相对平和，配伍广泛，适合运用于虚实夹杂的失眠。

（2）甘松治疗肝郁气滞

甘松与郁金同用，再配合玫瑰花、柴胡等，增强疏解肝郁的功效，能促进神魂安定。在临床中，入睡困难、早醒症状较突出，伴情绪低落，闷闷不乐，遇事纠结，胸胁部胀闷不适，女性月经不调，脉弦等肝郁气滞的患者。治疗以疏肝解郁，宁心安神为法，取松郁安神方：甘松、郁金、玫瑰花、合欢皮、珍珠母、丹参、生龙骨（齿）、酸枣仁、柴胡为基本方加减治疗，疗效确切。

病例一

许某，女，87 岁。

初诊（2016-6-6）

主诉：反复入睡困难、早醒 10 年。

患者就医期间辗转于各地门诊，经中西药治疗后均未见症状明显改善,平素善多疑,情绪低落。就诊时见入睡困难、早醒、头闷痛,胸闷、气促、纳呆、足酸。舌质暗,苔薄白,脉沉弦细。

治法:疏肝解郁。

处方:方拟松郁方加减。

甘松 10 克	郁金 15 克	玫瑰花 10 克	炒酸枣仁 15 克
合欢皮 15 克	柏子仁 15 克	珍珠母^(先煎)30 克	柴胡 10 克
牡丹皮 10 克	丹参 15 克		

二诊,患者睡眠较前改善,自觉实际失眠时间较前增加,胸闷气促纳呆等症状均有所缓解,偶有头闷不适。嘱续服上方 7 剂巩固疗效。

(3)甘松治疗肝郁化火

慢性失眠的患者具有病程长,反复发作的特点,开始多伴有肝郁的症状,郁久化火,临床上此类患者多以入睡困难为主诉,伴两胁灼热、胀痛,烦躁易怒,口苦口干,舌红苔黄,脉弦数等症状。

治疗以疏肝解郁,泻火除烦为法,以松郁泻火安神方为主加减,处方如下:甘松、郁金、龙齿、玫瑰花、珍珠母、丹参、酸枣仁、合欢皮、龙胆草、牡丹皮、栀子。火热易煎熬津液为痰,痰热互结,上扰心神,临床上可见胸脘痞闷、痰多,舌苔黄厚腻、脉滑等,多加法半夏、瓜蒌、远志、浙贝母等清热化痰。入睡困难、睡前紧张较甚者,可加入白芍等养血柔肝;口干加天花粉。

病例二

江某,男,50 岁。

初诊(2016-4-18)

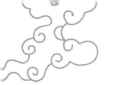

主诉：反复入睡困难、眠浅 15 年。

患者平素多虑，性情急躁易怒。就诊时见：入睡困难，辗转难眠，眠浅，夜间如厕 3 次，醒后可睡，自觉每晚睡 2～3 小时，白天疲乏，面红，气轮泛红。舌质红，苔黄厚，脉沉弦有力。

治法：疏肝解郁，泻火安神。

处方：

甘松 10 克　　　　郁金 15 克　　　玫瑰花 10 克　　合欢皮 15 克
珍珠母 30 克^{（先煎）}　柏子仁 15 克　　酸枣仁 15 克　　柴胡 10 克
牡丹皮 12 克　　　炒栀子 10 克

二诊，患者睡眠增多，情绪改善，仍面红，气轮泛红，口干口苦，大便干。舌质红，苔黄厚，脉沉弦有力。上方加天花粉 20 克、决明子 20 克、龙胆草 10 克。

三诊，睡眠现增至 4 小时以上，口干口苦明显缓解，大便正常，上方去决明子，再服 7 剂以巩固疗效。

（4）甘松治疗肝郁脾虚

失眠肝郁脾虚的患者，除失眠、情志不舒的症状外，还兼有腹胀、嗳气、纳呆、便溏等脾虚症状。常用经验方肝郁脾虚方加减，处方如下：甘松、郁金、玫瑰花、酸枣仁、珍珠母、柴胡、白芍、炒白术、姜半夏、黄芪。运用疏肝健脾法，使得脾气健运，肝气自调。大便不成形者加入四神丸。

病例三

郑某，女，58 岁。

初诊（2016-3-16）

主诉：反复入睡困难、眠浅半年，加重1月。

患者近半年失眠，因症状较轻，未引起重视，近1个月症状加重，每晚自行服氯硝西泮0.5毫克后可入睡，平素急躁易怒。就诊时症见坐立不安、精神紧张，面不华、纳呆。舌质暗，苔薄白，脉沉。

治法：疏肝解郁，益气健脾。

处方：

甘松10克	合欢皮15克	郁金15克	珍珠母30克^{（先煎）}
丹参15克	柏子仁20克	柴胡10克	黄芪40克
紫苏梗10克	香附10克	姜半夏10克	厚朴10克
茯苓15克			

二诊，服上药后诸症状减轻，现氯硝西泮已逐渐减量，4日一次，续原方14剂巩固治疗。

第七章 典型医案

失眠是心身疾病，由于生理心理有所失衡相互影响，导致作息紊乱，阴阳错乱。本病的治疗宜心身同治，同时要调整作息，这样才能恢复正常的生活节奏。失眠的临床治疗分为以下三大类：病因治疗类、病机治疗类、认知行为治疗类。

一、病因治疗类

失眠验案 1（情志抑郁）

患者郑某，女，62岁。

初诊（2018-8-28）

主诉：失眠 7 年，加重 1 个月。

7 年前，患者因丈夫酗酒、不求上进而焦虑、担心出现失眠，以入睡困难甚则彻夜不眠为主要表现。就诊时见胸闷，急躁，面红，心悸（否认心脏病史）。舌暗有齿痕，苔白厚。

辨证分析：患者失眠诱因明确。因丈夫酗酒出丑伤及患者颜面，令患者失望、愤怒、抑郁。肝喜条达，主疏泄而藏魂，若情志不遂，木失调达，肝失疏泄则肝气郁结，魂不守舍而失眠。

治法：疏肝解郁，行气活血。

处方：柴胡疏肝散加味。

柴胡15克	白芍15克	枳壳10克	川芎15克
陈皮10克	甘草6克	香附10克	合欢皮15克
丹参15克	牡丹皮15克	佛手10克	

按语：柴胡疏肝散是疏肝解郁的常用方剂。柴胡疏肝解郁为君药；香附理气疏肝，助柴胡以解肝郁，川芎行气活血，助柴胡解肝经之郁滞，两药相合，增其行气之功，为臣药；陈皮、枳壳理气行滞，芍药、甘草养血柔肝，甘草调和诸药。加入合欢皮疏肝解郁，丹参活血行血，牡丹皮凉血活血，佛手疏肝理气。全方使肝气调达，血脉通畅，营卫自和。

二诊（2018-9-4）

服上药后眠尚可，情绪明显好转。紧张时出现胸闷，心悸，纳可，二便调。两胁肋闷胀，睡前偶有头痛。既往曾有"白大衣"高血压。舌暗有齿痕，苔白。

处方：上方加郁金15克，姜半夏10克，蔓荆子15克，夏枯草15克。

按语：效不更方，患者服前方有明显改善，原基础方柴胡疏肝散继续使用。有胁肋闷胀，加郁金以加强疏肝解郁之力。睡前偶有头痛，加法半夏燥湿化痰，蔓荆子清肝利头目。

三诊（2018-9-11）

服药后患者症状好转。舌紫暗有齿痕，脉细数。

处方：守上方，川芎加量至20克，增强行气活血之功。

四诊（2018-9-17）

治疗后患者睡眠明显改善。但近期又逢丈夫酗酒，患者情绪波动很大，见烦躁，心悸，胸痛，影响睡眠。舌暗有齿痕，脉沉细。

处方：上方加黄芩10克、龙骨10克。有烦躁，在前方基础上加黄芩清热泻火，龙骨重镇安神。

按语：患者经前三次治疗，睡眠明显改善，但一见到或想到丈夫酗酒，心情差到极点，各种肝气不舒的症状会再次出现。此患者的治疗，要以认知行为疗法（CBT）为主，协助患者理清思路，合理安排日常生活。告知患者，帮助丈夫戒除酒瘾，是消除她焦虑的根本原因。患者自认为不可能改变其丈夫大半辈子的饮酒习惯，进而劝导患者既然不可能改变别人，就先管好自己，控制好自己的情绪。

失眠验案2（情志抑郁）

患者张某，女，38岁。

初诊（2010-8-3）

主诉：失眠9年。

患者因情感问题诱发睡眠困难。就诊时见畏冷，便干，月经不调，纳可。舌淡边有齿痕，苔薄白，脉沉细。

心理量表：AIS，21；SAS，47；SDS，60。

处方：松郁安神方加减。

甘松 10 克	郁金 15 克	玫瑰花 10 克	丹参 15 克
当归 10 克	茯神 15 克	远志 15 克	薏苡仁 30 克
决明子 20 克	香附 10 克	柴胡 10 克	生甘草 6 克

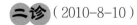（2010-8-10）

仍眠差，便日行一次，先干后正常。舌淡红边有齿痕，苔薄黄，脉沉细。

处方：

龙胆草 10 克	黄柏 10 克	薏苡仁 30 克	丹参 15 克
天麻 10 克	川芎 10 克	远志 15 克	决明子 20 克
柴胡 10 克	香附 10 克	合欢皮 10 克	生甘草 6 克

三诊（2010-8-17）

睡眠改善，但下眼睑色黯。舌淡，苔薄黄，脉沉细。

处方：

决明子 20 克	薏苡仁 30 克	牡丹皮 12 克	首乌藤 30 克
酸枣仁 15 克	柏子仁 15 克	香附 10 克	合欢皮 10 克
川芎 10 克	菖蒲 10 克	天麻 10 克	生甘草 6 克

按语：初诊患者量表测评结果显示抑郁情绪明显，结合其9年前曾出现情感问题，为明显的情志不遂而致肝气郁滞，日久化火，损伤阴血，故而血不养心，心神不安眠差；另"心为君主之官"情志致病首先伤心，思虑过度日久则不免耗伤心血，心血不足则心神不得安养而眠差；患者畏冷，便干，舌淡边有齿痕，苔薄白，脉沉细乃肝气犯胃，日久损伤脾阳后出现的症状。故此属中医"不寐"之肝郁气滞所致心神不安证伴脾虚湿盛，与心肝脾关系密切。治疗上以松郁安神方加减，甘松、郁金、柴胡、玫瑰花，疏肝理气以解决气滞之根本矛盾；丹参、

当归、茯神、远志养血安神，使得心神有所主；薏苡仁利湿，疏利脾气恢复脾气之升清降浊之用，并加用决明子润肠通便。此次初诊患者肝郁症状明显，结合量表测评结果，治疗以解除其肝郁症状为第一要义。

二诊患者舌质转为淡红，苔转薄黄，可见湿盛之征消失后虚热之症出现故以龙胆草、黄柏滋阴降火，天麻、决明子平抑肝阳、润肠通便，继续以薏苡仁利湿以保证脾之枢机功能；另丹参、川芎、远志、合欢皮以养血清心安神并加以活血行气；柴胡、香附疏肝行气效佳，继续用。

三诊患者反映效果佳睡眠情况改善良好，故加重养血安神之药首乌藤、酸枣仁、柏子仁、合欢皮；菖蒲、牡丹皮以清心安神、宁神定志，进一步巩固疗效。

失眠验案3（产后抑郁）

患者杨某，女，34岁。

主诉：入睡困难1年余。

患者怀孕4个月引产。就诊时表现为入睡困难，疲倦，便干，口干，时常紧张，情绪闷闷不乐，睡眠依赖氯硝西泮1～2毫克，2天前曾发作癫痫，口服"奥卡西平"控制。舌质暗有齿痕，苔微黄，脉沉细。

治法：疏肝解郁，益气安神。

处方：松郁方加减。

郁金15克　　丹参15克　　玫瑰花10克　　炒酸枣仁15克

合欢皮 15 克　珍珠母 30 克　　甘松 15 克　　黄芪 40 克
香附 10 克

二诊

患者入睡困难前改善，继服用上方 7 剂。

按语：结合病史，患者疑为产后抑郁。多为情志所伤、饮食不节、劳逸失调、久病体虚等因素引起脏腑机能紊乱，气血失和，阴阳失调，阳不入阴而发病。病位主要在心，涉及的脏器多，五脏皆可令人失眠，病性有虚有实，且虚多实少。治疗以补虚泻实，调整脏腑阴阳为原则。选用自拟方松郁方加减，方以疏肝解郁，养心安神为主。方中郁金、合欢皮、玫瑰花疏肝解郁除烦，酸枣仁、柏子仁养心安神，珍珠母镇惊安神，丹参凉血活血以清肝热化血瘀，加用香附，增强疏肝解郁之功，加用黄芪补益中气。

失眠验案 4（老年抑郁）

患者女，87 岁。

初诊（2016-5-6）

主诉：反复入睡困难、早醒 10 年。

患者因失眠辗转求诊各地医院，经中西药治疗后均未见症状明显改善，平素多疑，情绪低落。就诊时表现为入睡困难，早醒，头闷痛，胸闷，气促，纳呆，足酸。舌质暗，苔薄白，脉沉弦细。

治法：疏肝解郁。

处方：松郁安神方加减。

甘松 10 克	郁金 15 克	玫瑰花 10 克	炒酸枣仁 15 克
合欢皮 15 克	柏子仁 15 克	珍珠母 30 克 ^{（先煎）}	柴胡 10 克
牡丹皮 10 克	丹参 15 克		

 二诊

患者睡眠较前改善，自觉实际失眠时间较前增加，胸闷气促纳呆等症状均有所缓解，偶有头闷不适。嘱继服上方 7 剂巩固疗效。

按语：甘松与郁金同用，再配合玫瑰花、柴胡等，增强疏解肝郁的功效，促进神魂安定。在临床中，多以入睡困难、早醒症状较突出，伴情绪低落，闷闷不乐，遇事纠结，胸胁部胀闷不适，脉弦等症状常见。以疏肝解郁，宁心安神为法，以经验方松郁安神方为基本方加减治疗，疗效确切。

失眠验案 5（梅核气）

患者王某，女，47 岁。

初诊（2020-12-14）

主诉：入睡困难，早醒，噩梦。

近 1 个月来，患者因家庭琐事情绪不佳，烦躁易怒，出现睡眠障碍，醒后仍觉乏力，烦躁，心中懊恼。就诊时除失眠症状外伴见恶心，胸闷，口苦，口中黏腻，咽中如有物阻。舌暗红有齿痕，苔黄腻稍厚，脉滑数。

治法：清热化痰安神。

处方：黄连温胆汤加减。

黄连 6 克　　　姜半夏 10 克　　竹茹 10 克　　枳实 10 克
陈皮 10 克　　　茯苓 10 克　　　远志 15 克　　珍珠母 30 克 ^(先煎)
龙齿 30 克 ^(先煎) 合欢皮 15 克　　胆南星 6 克　　甘草 6 克
石菖蒲 15 克

二诊（2020-12-21）

　　患者诉服上方后，睡眠明显好转，不再有噩梦，胸闷，恶心，心烦、口苦等症均减轻，舌苔淡黄而薄，脉滑稍微数。效不更方，认知行为疗法加续服黄连温胆汤 7 剂而愈。

　　按语：患者体型偏胖，胸闷、口中黏腻，舌有齿痕脉滑数，提示素体痰盛，湿郁易化热，加之近日与人争吵，情绪急躁，属情志化火，煎津为痰。痰热互结上扰于心，触动心神则患者睡眠减少，心烦，噩梦。痰阻气机，则见咽中如有物阻，吐之不出吞之不下。方用黄连温胆汤，黄连泄心火除烦，陈皮、姜半夏、竹茹、石菖蒲化痰和中，茯苓、珍珠母、龙齿安神，茯苓渗水利湿、健脾宁心，甘草调和诸药。本病痰湿是本，情绪抑郁是诱因，两者相互作用，导致患者发病。

　　治疗的选择上，认知行为疗法配合中药治疗，既针对体内的痰湿又看到了情绪的异常，标本兼治，内外同调，身体心理得到治疗，故心神自宁，睡眠转佳。

失眠验案 6（梅核气）

患者曾某，女，54 岁。

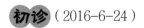**初诊**（2016-6-24）

主诉：入睡困难、睡眠浅 6 年。

患者平时急躁易怒，多虑，疑心重，咽喉部有异物感，食欲差，胃脘隐痛，嗳气，消瘦，时有烘热汗出，月经不调，量少似无。目前服用阿普唑仑 0.4 毫克（每晚一次），坦度螺酮 10 毫克（每日 3 次），停药则手抖。舌质暗，苔薄黄少津，脉细数。

心理量表：PSQI，17；SAS，38；SDS，30。

治法：疏肝解郁，养阴和胃。

处方：四七汤合二至丸加味。

紫苏梗 10 克　厚朴 10 克　姜半夏 10 克　　茯苓 15 克
银柴胡 10 克　合欢皮 15 克　珍珠母 30 克^{（先煎）}　女贞子 20 克
墨旱莲 20 克　建神曲 15 克

二诊（2016-7-1）

服上药后症减，胃有饥饿感，眠增，容易紧张，易手足发抖，畏热。患者自诉平常喜食豆制品，食后即胃气上冲。

上方去厚朴、姜半夏，加百合 20 克、地骨皮 15 克、生地 20 克、共 20 剂。当患者情绪稳定后（手脚不发抖）才可开始减西药。尽量少吃豆制品。

三诊（2016-7-19）

患者诉手抖减轻，眠增。仍烘热，面赤，睡前紧张，服阿普唑仑 0.4 毫克每晚 1 次，坦度螺酮 10 毫克 每日 3 次可入睡，伴反酸，急躁，气轮泛红，大便先干后软。舌质暗，脉沉。

处方：

紫苏梗 10 克　姜半夏 10 克　茯苓 15 克　银柴胡 10 克

合欢皮 15 克　　珍珠母 30 克^{（先煎）}　　女贞子 20 克　　墨旱莲 20 克
建神曲 15 克　　百合 20 克　　　　　　地骨皮 15 克

四诊（2016-8-23）

患者手抖已消，烘热减少，仍嗳气，胸闷，咽阻感，耳鸣，排尿乏力，畏冷，面红。舌质暗，脉沉。

处方：

紫苏梗 10 克　　姜半夏 10 克　　　　茯苓 15 克　　银柴胡 10 克
合欢皮 15 克　　珍珠母 30 克^{（先煎）}　女贞子 20 克　墨旱莲 20 克
建神曲 15 克　　百合 20 克　　　　　地骨皮 15 克　泽泻 15 克

按语：患者处围绝经期，属于"脏躁失眠"。中药擅长针对症状的改善，我们先从患者困扰不堪但相对容易缓解的一些症状入手，如让患者服药后减轻消化道症状，建立起患者连续治疗的信心。初诊时以四七汤合欢皮、建神曲、珍珠母，以疏肝解郁，安神和胃为主，兼以二至丸、银柴胡养阴清热。二诊时嗳气减仍畏热，故前方减厚朴、姜半夏，加百合、地骨皮、生地，以加强养阴清热之力。并指导患者等情绪稳定后可开始减药，具体以手脚不发抖为指征。后期症状以口麻、面部、股部肌肉抖动为主，处方以二至丸加味，女贞子、墨旱莲养阴为主，百合清心安神，地骨皮凉血除蒸敛汗，白芍养阴柔肝，以达"滋水涵木"之效。辅以珍珠母、磁石、石决明重镇安神，息风解痉。久病、怪病多责之痰湿，泽泻利湿，姜半夏化痰、燥湿降逆，以祛经络痰湿之气。

患者能较好地认识自己的疾病，治疗上并非一日之功，数月来积极配合治疗，症状虽有反复，但医患共同努力，最终取得较满意的疗效，解决了数年来睡眠差、易紧张、手抖、疑心重、烘热、消瘦等顽疾，病已十去其八，生活质量明显提高。

失眠验案 7（围绝经期）

患者林某，女，49 岁。

初诊（2020-11-19）

主诉：失眠 2 年。

患者自述近 2 年急躁易怒，进而波及睡眠，出现失眠症状，每晚睡眠 2 - 3 小时，入睡困难，多梦。就诊时表现见心烦失眠，眩晕，心悸，五心烦热，手心汗出，口干咽燥，便秘。月经紊乱，至今已 2 月未至。舌红，少苔，脉细数。

治法：滋肾清火，宁心安神。

方药：更年安神方加味。

地骨皮 10 克	合欢皮 15 克	银柴胡 10 克	酸枣仁 15 克
山茱萸 15 克	天花粉 30 克	柏子仁 20 克	生地 20 克

二诊（2020-11-26）

患者服上药后，每晚睡眠时间延长，夜梦减少，口干减轻，偶尔有口苦。上方加龙胆草 10 克，续服 7 剂。

按语：患者为围绝经期女性，在此阶段出现月经紊乱、烘热汗出、潮热面红、心烦易怒、失眠多梦等多种症状，称为围绝经期综合征。肾为先天之本，经水之源。妇女 50 岁左右，肾气渐衰，天癸将绝、冲任亏虚，从而产生肾气亏虚、阴阳失衡等一系列病理变化。正如《素问·上古天真论》云"女子七岁肾气盛，齿更发张……七七任脉虚，太冲脉衰少，天癸竭，地道不通，故形坏而无子也。"由于肾阴亏虚，水不涵木，水不制火，致心肝之火旺于上，从而出现围绝经期诸证。本证属本虚标实，其本为肾阴亏虚，标为心肝火旺。因此治以滋补肾阴为主，降心肝之火为辅，最终达到阴阳平衡。本病主要表现为失眠，病位在肝肾，肾精不足，清窍失养，故见头晕目眩。肾开窍于二阴，肾精为一身阴气之源，真阴一亏，则肠道失润，而见便秘。肝肾阴虚而见手心汗出；虚热内蒸，阴虚火旺，故见五心烦热、舌红少津，脉细数；心火亢盛，则心悸、失眠，方用经验方更年安神方加味。

失眠验案8（围绝经期）

患者郑某，女，55岁。

主诉：早醒7个月。

患者每夜睡到3~4点醒来。就诊时为失眠伴疲倦，易饥饿，体重减，烦躁易怒，烘热，面红，汗出，口干，大便干。舌红，苔薄，脉弦细数。

治法：疏肝解郁，滋阴潜阳，清虚热。

处方：更年安神方加减。

地骨皮15克	银柴胡10克	合欢皮15克	炒酸枣仁15克
山茱萸15克	郁金15克	酒女贞子20克	北柴胡10克
牡丹皮12克	煅磁石10克（先煎）	太子参15克	

二诊

患者早醒较前改善，续上方7剂。

按语：围绝经期女性失眠的病机特点为阴虚潮热、肝郁气滞、魂不守舍，常见有烘热、汗出、烦躁、失眠四大主要症状。本方中地骨皮，凉血退骨蒸潮热，善治虚热、盗汗为君药；银柴胡，善退虚热可为臣药；合欢皮解郁安神；炒酸枣仁养心安神，敛汗，善治失眠、汗出，共为佐药；山茱萸补益肝肾，收敛固涩作为使药。加用柴胡疏肝解郁，女贞子滋阴，太子参益气，牡丹皮滋阴清热，煅磁石重镇安神，全方共奏滋阴潜阳清虚热，解郁安神敛汗之功，不仅能解除患者的症状，还能固本理气、滋养肝肾。

失眠验案9（昼夜不分）

患者林某，男，91岁。

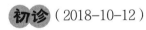（2018-10-12）

主诉：入睡困难1年。

患者既往睡眠佳，近一年来不明原因出现入睡困难，晚上11点卧床上至深夜1~2点方能入睡，总睡眠时间明显减少。就诊时表现为眠差、白天易疲劳，爱打盹，伴口干，大小便正常。舌质暗红，少苔，舌右侧舌苔略黄。

治法：阴阳昼夜分治。

处方：昼精夜瞑方。

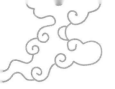

昼方：

石菖蒲 10 克　　郁金 15 克　　川芎 15 克　　佩兰 10 克
薏苡仁 30 克　　白豆蔻 10 克　苦杏仁 10 克

夜方：

珍珠母 30 克^{（先煎）}　酸枣仁 15 克　　煅牡蛎 30 克^{（先煎）}
磁石 10 克^{（先煎）}　　合欢皮 15 克

　　患者复诊，自述遵医嘱生活习惯改善后再结合药物，睡眠质量改善明显，重上方。

　　后期随访，患者诉已不再服药，主要通过认知和行为治疗调整睡眠，现基本恢复正常。

　　按语：中医认为睡眠的机理是阳气入于阴分，神（精神意识思维）归于心（魂归舍）的结果。神由血液滋养，血是神志活动的物质基础，由阳气带动发挥功能。人的阳气在白天运行于周身阳经，夜晚运行于阴经。心肾相交，水火既济则眠安身健。患者 91 岁高龄，"气血衰，肌肉枯，气道涩，五脏之气相搏，其营气衰少而卫气内伐"，故《灵枢·营卫生会》云："昼不精，夜不瞑"，呈现寤寐不够分明的特点。在临床治疗中，失眠和精神不振均可从补益气血、调和营卫入手。我们顺其意行之，方药选取上分时而治，白天予以昼精方提升阳气引卫出营，辅以化湿开窍之佩兰、薏苡仁、白豆蔻，使其白天不困有精神；晚上纳卫入营，以平肝养心安神为主，予夜瞑方，以期夜间好睡眠。昼夜分治，黑白阴阳配合，增强疗效，达到昼精夜瞑之效。此外，睡眠的好坏与睡眠卫生习惯密切相关。病史采集过程中，发现患者平日生活规律，白天主要写作、看书，感觉困倦时，卧床片刻打盹休息。该患者目前失眠亦和生活习惯有关，主要有两方面：第一，白天只是看书、写作，兴奋度不够高；第二，白天打盹的次数比一年前明显增多（打盹越多，晚上睡眠越少，白天的打盹把晚上该有的睡眠任务提前完成，导致晚上睡眠变差）。若白天的打盹没有控制，晚上睡不着又很介意，就会形成恶性循环，加重现有失眠症状。因此建议患者进行生活调适：白天犯困的时候，不建议卧床而改为散步，把原有夜晚睡眠的份额归还晚上；或者白天有犯困、打盹坦然接受，不去计较，晚上睡多睡少，不必在意，不要烦躁。

该患者有常年喝茶的习惯，嘱当下需要调整此习惯，建议晚上不要喝茶，改喝白开水。药物与认知行为疗法配合，提升治疗效果。

失眠验案 10（头痛失眠）

患者黄某，女，61 岁。

初诊（2019-7-31）

主诉：头痛 10 天，伴眠差。

患者在 10 天前，出现头痛，以巅顶部疼痛为主，呈胀痛。就诊时表现为：畏风，头昏沉，眠差以入睡困难、眠浅为主，平素易感冒。舌红，苔白，脉弦。血压 150/90 毫米汞柱。

治法：平肝熄风。

处方：

天麻 15 克	川芎 15 克	白芷 10 克	延胡索 15 克
僵蚕 10 克	甘草 6 克	蔓荆子 15 克	黄芪 30 克
羌活 10 克	藁本 10 克	夏枯草 15 克	车前子 15 克
泽泻 15 克	猪苓 15 克	川牛膝 15 克	

西药：阿普唑仑，0.4 毫克（每晚 1 次）。

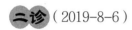（2019-8-6）

服药后，患者头痛已消，失眠整体好转。偶有眠差时伴见胸闷，易感冒。饥饿时胃痛、目涩。血压 125/85 毫米汞柱。

上方去僵蚕、白芷，加防风 15 克。

按语：患者是老年女性，出现头痛，以巅顶部疼痛为主。巅顶为肝经循行之所，足厥阴肝经"沿喉咙之后，向上进入鼻咽部，连接目系（眼球连系于脑的部位），向上经前额到达巅顶与督脉交会。"触诊脉搏呈弦脉，绷得紧，端直而长，直起直落。弦脉是肝胆病的主脉，肝为刚脏，病则经脉筋经紧急，所以脉端直而弦。考虑患者是肝阳偏亢，肝风内扰之证。《本草纲目》说"天麻为治风之神药"，故天麻 15 克以祛风；川芎性味辛温，善于祛风活血而止头痛，长于治少阳、厥阴经头痛，为"诸经头痛之要药"，《神农本草经》谓其"主中风入脑头痛"；羌活、白芷疏风止痛；夏枯草清肝明目；蔓荆子疏风凉血利窍，《本草新编》云："蔓荆子，佐补中药以治头痛最效，因其体轻力薄，籍之易于上升也"；川牛膝引血下行；车前子、泽泻和猪苓利水渗湿；藁本为引经药，促使药物直达病所。7 剂后，患者头痛消失，睡眠整体好转。偶有眠差时易感冒。饥饿时胃痛、目涩。血压 125/85 毫米汞柱。加防风，祛风解表。

本例因头痛而致失眠，头痛解除了，睡眠自然就安稳了。

失眠验案 11（身痛失眠）

患者林某，女，40岁。

初诊（2019-9-3）

主诉：全身疼痛十余天。

近十天来，患者全身痛，与天气变化及运动有关，自述在天气转凉或下雨后加重，活动后痛减，情绪差，易急躁。长期睡眠差，以入睡困难为主，易疲乏，畏冷，月经量少，纳差，二便可。舌暗，苔薄，脉沉。

治法：祛风湿，理气止痛。

处方：羌活胜湿汤合独活寄生汤加减。

羌活 10 克	独活 10 克	防风 15 克	川芎 15 克
桑寄生 10 克	秦艽 10 克	徐长卿 15 克	合欢皮 15 克
酸枣仁 15 克	白芍 15 克	香附 10 克	威灵仙 10 克
延胡索 15 克	甘草 6 克		

二诊（2019-9-10）

服上方后，患者自诉身痛减轻、情绪、精神好转。就诊时表现为肢体沉重感、无力；面不华，舌淡、有齿痕。

上方去酸枣仁、徐长卿、威灵仙、延胡索，加黄芪、葛根、党参、薏苡仁、杜仲。

羌活 10 克	独活 10 克	防风 15 克	川芎 15 克
桑寄生 10 克	秦艽 10 克	合欢皮 15 克	黄芪 50 克
白芍 15 克	党参 15 克	香附 10 克	薏苡仁 30 克
杜仲 15 克	葛根 10 克	甘草 6 克	

按语：患者全身痛，与天气变化有关，活动后减轻，这是风湿类疼痛的特点。（对比关节退化类疼痛，和天气变化无关，活动后加重）此患者外形看，比较瘦弱，讲话中气不足。综合此患者所述，主要有三个问题：一为身痛，乏力、喜卧；二为睡眠差；三为情绪差，而且情绪差会加重前两者的表现。追问患者，近期是否有令其不愉快的事情发生，是否有心结，患者否认。故考虑患者的不良情绪为长期表现。本次治疗以祛风胜湿止痛为主，方用羌活胜湿汤加减，该方偏于上，此患者不仅有上肢、肩颈部不适，还有下肢的疼痛不适，故与独活寄生汤合用。另瘦人多郁多火，常见情绪激动、易怒，加香附以疏肝解郁，理气宽中，患者月经量少，正好可以取香附调经止痛之功。此患者当前急需解决的问题是身痛，加入延胡索，以助药力。

服第一方后，二诊患者诉身痛减轻、情绪、精神好转。目前以下肢沉重感、无力为主要不适（患者体质向来较弱，对一些微小的变化很敏感，稍有劳作，即感乏力。）前方效佳，在前方基础上加减。眠可，去枣仁；身痛减轻，去徐长卿、威灵仙、延胡索等。无力明显，加党参、黄芪补气，葛根提升阳气活血。患者常感周身乏力、下肢沉重感，考虑因湿所致，加薏苡仁化湿；白芍柔筋，炙甘草、杜仲补益肝肾，强筋壮骨。

失眠验案 12（咳嗽失眠）

患者李某，女，63 岁。

初诊（2019-10-15）

主诉：长期咳嗽、眠差，加重一周。

患者多年来咳嗽反复发作常扰及睡眠，遇寒加重。常服用抗生素，效果不佳。一周前因淋雨后，咳嗽加重，痰量少色白，易咳出；眠差，以入睡困难为主，对白天影响不大；汗多、易感冒、常感疲劳、大便不成形。舌淡红，苔微黄，脉沉。

治法：补肺健脾，祛邪止咳。

处方：

合欢皮 15 克	黄芪 60 克	陈皮 10 克	白芍 15 克
防风 15 克	麸炒白术 15 克	焦山楂 30 克	川贝母 5 克
法半夏 12 克	白前 10 克	五味子 10 克	麸炒芡实 20 克
羌活 12 克	炒酸枣仁 10 克	制远志 15 克	

二诊（2019-10-22）

服上方后，咳嗽好转，眠改善，自觉疲乏，腹胀，泛酸，矢气多。苔微黄，脉沉。

上方去白前、羌活、酸枣仁等，加党参、山药等。

合欢皮 15 克	黄芪 60 克	防风 15 克	麸炒白术 15 克
焦山楂 30 克	川贝母 8 克	姜半夏 12 克	制远志 15 克
煅瓦楞子 30 克(先煎)	橘红 10 克	砂仁 5 克	木香 10 克
山药 30 克	党参 15 克		

按语：患者以睡眠差就诊，问诊过程中发现，睡眠差对其影响不大，反而是咳嗽困扰患者日久。患者自诉咳嗽已经有 2～3 年的病史，拍 X 片、CT 都有检查，未见异常。时有服用止咳药、抗生素效果欠佳。本次在淋雨受凉后，咳嗽加重，有少量痰、色白易咳，小便可，大便

不成形。患者偏瘦，气色欠佳，交谈过程，患者略显气短，一句话到尾声就感觉不够用。患者久病咳嗽，耗伤肺气；人便不成形，久之伤脾，生化不足，肺失充养。肺气亏虚，呼吸功能减弱，气逆于上，见咳嗽无力、气短；肺气虚，宗气衰少，发声无力，则声低懒言。肺虚，津液不得布散，聚而为痰，故吐痰清稀色白；肺气亏虚，不得宣发卫气于肤表，腠理失密，卫表不固，故见自汗，易反复感冒。面色淡白，神疲体倦。治疗从三方面展开，第一以玉屏风散补肺气为主，重用黄芪为君，内可大补脾肺之气，外可固表止汗；白术健脾益气为臣，助黄芪以加强益气固表之力，两药合用，使气旺表实，汗不外泄，邪不易内侵，另白术麸炒，增强健脾止泻之力；佐以防风走表而祛风邪，合黄芪、白术以扶正为主，兼以驱邪。黄芪得防风，固表而不留邪；防风得黄芪，驱邪而不伤正，两者相畏相使。此次咳嗽有明确的受凉外感史，加白前降气化痰，川贝化痰止咳；患者睡眠不佳，五味子补肾宁心，另还可益气生津；远志安神益智，祛痰开窍。

二诊时，患者诉咳嗽好转，眠改善，说明前方显效。自觉疲乏、腹胀、泛酸、矢气多。前方减白前、羌活、酸枣仁等，加煅瓦楞子制酸、姜半夏降逆止呕、党参补脾肺之气、山药健脾，故而取效。

失眠验案 13（胃病失眠）

患者张某，男，56 岁。

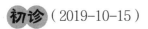（2019-10-15）

主诉：睡眠差 3 个月。

患者自诉近三个月来，不明原因出现失眠，入睡困难、眠浅、早醒。与患者共同分析失眠起病经过，患者三个月前，因胃部不适，特别在进食生冷后，肠鸣辘辘，故行胃肠镜检查，诊为糜烂浅表性胃炎、肠息肉。检查后，开始出现失眠，易紧张，畏冷。舌紫暗，苔黄厚。

治法：疏肝和胃。

处方：

珍珠母30克^{（先煎）}	合欢皮15克	黄芪40克	茯神15克
醋香附10克	党参15克	麸炒白术15克	香橼10克
郁金15克	甘松10克	煅牡蛎30克^{（先煎）}	

二诊（2019-10-22）

服上方后，情绪好转，偶有泛酸，仍肠鸣辘辘，大便不成形。上方去郁金、甘松，加姜半夏12克、制吴茱萸5克、麸炒枳壳10克、白芍15克、陈皮15克。

按语：此患者眠差 3 个月，细究病史，患者失眠出现的节点正好与胃部不适，做胃肠镜见异常有明显的时间相关性。情志不遂，肝失疏泄，肝气横逆犯胃，胃气郁滞，见胃脘不舒；肝气犯胃，胃不受纳，则不思饮食；气郁化火，见苔黄厚；肝气横逆犯脾，脾气虚弱，不能运化水谷，则食少腹胀；气滞湿阻，则肠鸣矢气，便溏不爽，肠鸣辘辘。肝气郁滞，肝失疏泄，藏魂功能失常，肝不藏魂，心不藏神，则心神失养而见失眠。予以松郁安神方养心安神，疏肝健脾以解郁。二诊时，患者自述情绪好转，人自觉舒服，说明前方显效，效不更方。目前仍大便不成形，有肠鸣辘辘，矢气多。加吴茱萸辛热疏利，半夏降逆和胃，姜制增强止呕及温胃疗效，枳壳消积除痞。大便仍溏，肠鸣辘辘，加痛泻要方，补脾柔肝，祛湿止泻而愈。

失眠验案 14（瘙痒失眠）

患者巫某，男，37 岁。

初诊（2019-11-4）

主诉：睡眠障碍 1 年伴皮疹 5 天。

患者一年前因工作压力大，出现情绪差、易受干扰诱发失眠，以早醒、眠浅为主。就诊时表现为性情急躁、易怒，夜尿频，便溏，全身见散在皮疹。舌有齿痕。

治法：疏肝解郁，祛风止痒。

处方：松郁安神方加减。

甘松 10 克（后下）	郁金 15 克	玫瑰花 15 克	合欢皮 15 克
生龙骨 30 克（先煎）	柴胡 15 克	丹参 15 克	珍珠母 30 克（先煎）
炒酸枣仁 15 克	地肤子 30 克	香附 10 克	蛇床子 15 克
徐长卿 20 克	五味子 10 克		

二诊（2019-11-21）

服上方后睡眠改善，睡眠时间延长，仍有早醒，伴烦躁。皮疹仍在，痒甚。舌暗，有齿痕。

处方：上方加生石膏、苍术、苦参、土茯苓。

甘松 10 克（后下）	郁金 15 克	玫瑰花 15 克	合欢皮 15 克
生龙骨 30 克（先煎）	柴胡 15 克	丹参 15 克	珍珠母 30 克（先煎）
炒酸枣仁 15 克	地肤子 30 克	香附 10 克	蛇床子 15 克

徐长卿 20 克　　　五味子 10 克　苍术 10 克　　苦参 15 克
生石膏 20 克 ^(先煎)土茯苓 15 克

三诊（2019-11-28）

服上方后，睡眠明显改善，身痒好转。偶有眠浅易醒、烦躁，伴头晕、大便干。

处方：

甘松 10 克 ^(后下)　郁金 15 克　　玫瑰花 15 克　　合欢皮 15 克
生龙骨 30 克 ^(先煎)柴胡 15 克　　丹参 15 克　　　珍珠母 30 克 ^(先煎)
炒酸枣仁 15 克　　地肤子 30 克　香附 10 克　　　苍术 10 克
蛇床子 15 克　　　徐长卿 20 克　五味子 10 克　　苦参 15 克
当归 10 克　　　　生地黄 20 克　生石膏 20 克 ^(先煎)土茯苓 15 克

四诊（2019-12-5）

患者服上方后，荨麻疹已基本痊愈，大便干好转，要求治疗继续调理巩固睡眠。

处方：松郁安神方。

甘松 10 克 ^(后下)　郁金 15 克　　玫瑰花 15 克　　合欢皮 15 克
生龙骨 30 克 ^(先煎)柴胡 15 克　　丹参 15 克　　　珍珠母 30 克 ^(先煎)
酸枣仁 15 克

按语：失眠的病因病机相当复杂，但以七情所伤为最多见。松郁安神方中甘松的用量一般为 6~12 克（汤剂），因其含芳香性挥发油，故入汤剂不宜久煎，后下效佳。甘松能解郁安神，人所鲜知。临床上对肝失调达、两胁疼痛，自觉体内有气冲逆，胸闷如窒，喜叹息，情绪波动大，无故悲伤流泪或发脾气者，常用甘松，视其虚实，或与疏肝理气药配合，或与养心安神药配合，效果颇佳。患者首诊以睡眠不佳、皮疹为主，皮疹经过询问病史、体格检查诊断为荨麻疹。治疗上以松郁安神方疏肝解郁、重镇养心安神。另加地肤子清热利湿止痒，蛇床子祛风止痒。二诊睡眠好转，皮肤仍痒，继续加大祛湿止痒之力，加苍术、苦参、土茯苓。三诊大便干，加当归补血润肠通便、生地养阴生津通便。

失眠验案 15（尿频失眠）

患者江某，男，39 岁。

主诉：早醒半年。

患者平时常过度思虑，每夜夜间 3~4 点被夜间尿憋醒。就诊时表现为畏冷，大便稀溏。舌偏暗，苔薄黄，脉沉细。

处方：

郁金 15 克	丹参 15 克	玫瑰花 10 克	合欢皮 15 克
珍珠母 30 克（先煎）	益智仁 10 克	菟丝子 10 克	覆盆子 10 克
炒白术 15 克	姜半夏 10 克	柴胡 10 克	五味子 10 克

二诊

患者早醒较前改善，续服用上方 7 剂。

按语：根据舌脉症，证属肝郁肾虚，拟安神方加减，合欢皮解肝郁，使五脏安和、心志欢悦而解郁安神，郁金、丹参血分之气药，行气活血，玫瑰花、珍珠母疏肝理气以解决肝郁气滞之根本矛盾，益智仁、菟丝子、覆盆子等补肾益精缩尿，改善夜间尿憋醒症状。

多睡验案 16（瘀血多寐）

患者林某，女，35 岁。

初诊（2011-2-22）

主诉：多寐 1 年，晕厥 2 次。

1 月前患者感冒期间晕厥 2 次，第 1 次在睡起时，第 2 次在如厕时，起初胸闷、气促，晕厥时不省人事。现每日疲倦，眠多，从夜间 10 点至次日 9 点，均在睡眠状态，手足冷，面部黄褐斑，月经量少、色黑。舌脉正常。

心理量表：AIS，3 分；SAS，34 分；SDS，23 分。

治法：益气活血。

处方：血府逐瘀汤加减。

当归 10 克	桃仁 10 克	红花 10 克	川牛膝 15 克
川芎 10 克	北柴胡 10 克	赤芍 15 克	甘草 6 克
制香附 10 克	鸡血藤 30 克	党参 20 克	黄芪 40 克
鸡内金 15 克	莪术 10 克		

二诊（2011-2-25）

多睡、梦多，多梦及死人，时有惊醒、困倦，下午明显，手麻、手冷，饥饿时手抖，头晕，夜间汗多，面部色斑，月经量少、色黑。舌暗红，苔薄微黄，脉滑。证属血瘀夹湿，治宜活血化瘀利湿，予血府逐瘀汤加石菖蒲 10 克、茯苓 10 克、白豆蔻 10 克、薏苡仁 30 克。

三诊（2011-3-8）

多睡，呼吸不畅，胃脘不舒，嗳气，身酸，手麻，头晕，口苦，面部色斑。舌淡红，苔薄微黄，脉细。患者证属血瘀兼食滞，治宜活血化瘀，消食化滞。

处方：

当归 10 克	桃仁 10 克	红花 10 克	枳壳 10 克
川牛膝 15 克	川芎 10 克	北柴胡 10 克	桔梗 10 克
甘草 6 克	薏苡仁 30 克	法半夏 10 克	天花粉 30 克
鸡内金 15 克	蚕沙 10 克	白芍 15 克	木香 10 克

四诊（2011-3-11）

多寐、手麻手冷好转，仍口苦、口干，胃脘饥饿不适，得食好转，头晕，大便难，月经提前 3 天，中有血块。舌淡红，苔薄微黄，脉细。辨证同前，前方去法半夏加决明子。

五诊（2011-3-17）

多寐减，手麻已愈，偶有腹胀，嗳气，矢气，便秘，面部色斑，手足不温。舌紫暗，苔薄微黄，脉弦滑。前方加法半夏 10 克、桂枝 6 克、神曲 15 克、砂仁 6 克。

按语：纵观患者病程，患者"多寐"症状为主，不同阶段合并有胃炎及十二指肠球部溃疡的症状，以及白带、月经异常表现。治疗上根据患者证型的变化，治法相应变化：初期以活血化瘀治疗为主，中期以清热利湿与活血化瘀并用，后期兼有疏肝和胃为重。体现出中医辨证施治的精髓。

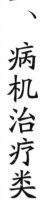

二、病机治疗类

失眠验案 1（肝郁气滞）

患者罗某，女，46 岁。

初诊（2019-6-4）

主诉：睡眠差 1 年。

患者一年前因工作原因出现失眠，以入睡困难、眠浅、早醒为主要表现。就诊时表现为思虑重，情绪不良，月经量少，日间神疲，易急躁，易怒，大小便可。舌暗有齿痕，苔黄厚。

治法：疏肝解郁，宁心安神。

处方：小柴胡汤合柴胡疏肝散。

炒枳壳 10 克	白芍 15 克	川芎 10 克	醋香附 10 克
北柴胡 15 克	陈皮 10 克	黄芪 40 克	琥珀 4 克
法半夏 12 克	黄芩 12 克	炙甘草 10 克	

二诊（2019-6-11）

患者诉睡眠改善。偶有耳鸣，胸前似有气堵，太息后自觉舒适，舌暗。

处方：

枳壳 10 克	川芎 15 克	北柴胡 15 克	珍珠母 30 克 ^{（先煎）}
郁金 15 克	醋香附 10 克	白芍 15 克	甘草 10 克
天麻 15 克	姜半夏 10 克	黄芩 10 克	党参 15 克
蔓荆子 15 克	钩藤 15 克 ^{（后下）}	黄芪 40 克	丹参 15 克
玫瑰花 10 克			

按语：肝性喜条达恶抑郁，患者工作压力大，情志不遂，肝失疏泄，气机郁滞，阻遏肝脉；肝藏魂功能受损，不能藏魂，魂不守舍，心神不宁，而见失眠。肝气郁滞，情志不舒，气机不畅，喜叹息。女子以血为本，冲任隶属于肝，肝气郁滞，血行不畅，气血失和，损伤冲任，故月经不调见量少；此患者为 46 岁女性，《黄帝内经》云"女子六七三阳脉衰于上，面皆焦，发始白；七七任脉虚，太冲脉衰少，天癸竭，地道不通，故形坏而无子也"，亦是月经量少的可能原因之一。予柴胡疏肝散合小柴胡汤，疏肝解郁，和解少阳。加黄芪补气，黄芩清上焦之热。服后，患者睡眠改善，情绪好转。肝为刚脏，体阴而用阳，肝失疏泄日久，肝郁化火，火热耗伤肝肾之阴，阴不制阳，肝阳升发太过，血随气逆，亢扰于上，故二诊见耳鸣。用柴胡疏肝散合天麻钩藤饮加减，天麻、钩藤平抑肝阳，蔓荆子清利头目，姜半夏宽胸散结。

失眠验案 2（肝郁气滞）

患者罗某，女，45 岁。

初诊

主诉：入睡困难 20 年余，加重半年。

患者入睡困难，每夜只能睡 2~3 小时，伴烦躁易怒，口苦口干，疲倦，面红，口苦，口干，大便稀。舌苔薄黄，脉弦细数。

据患者舌脉症，辨证为肝郁化火。

治法：疏肝解郁，宁心安神，清肝泻火。

处方：松郁安神方加减治疗。

甘松 10 克 (后下)	郁金 15 克	玫瑰花 10 克	合欢皮 15 克
龙骨 30 克 (先煎)	珍珠母 30 克 (先煎)	首乌藤 30 克	丹参 15 克
天花粉 30 克	夏枯草 15 克	栀子 10 克	淡豆豉 10 克

二诊

患者入睡困难较前改善，继续上方 7 剂。

按语：肝主疏泄，调气机，畅情志。若七情过极，抑郁恼怒超过机体的调节能力，则可影响肝之疏泄，致肝郁气滞，郁火上扰心神，心神不宁而失眠。该类失眠患者临床以实证多见，主要表现为失眠、急躁易怒、善太息、咽中如有物梗塞、胁肋胀痛、脉弦等。根据该类失眠患者病因病机特点，以疏肝解郁、宁心安神为法，以松郁安神方为基本方加减治疗。肝郁类失眠证型繁杂，但总以肝郁气滞为基本病机，或可兼夹郁火、血瘀、痰阻，可在疏肝解郁、宁心安神基础上辅以泻火、活血、化痰等治疗，根据证型灵活运用，本案系肝郁兼夹郁火，故加用天花粉、夏枯草、栀子、淡豆豉泻郁火。

失眠验案 3（肝郁食滞）

患者刘某，男，14 岁。

 初诊

主诉：入睡困难、眠浅 6 年，加重 2 天。

患者好强。就诊时表现为疲倦，面不华，腹胀，畏热，尿赤，目赤，唇暗。舌淡，苔厚白，脉细数。

治疗：疏肝解郁，宁心安神，消食化滞。

处方：

甘松 10 克 ^(后下)	郁金 15 克	玫瑰花 10 克	炒酸枣仁 15 克
合欢皮 15 克	珍珠母 30 克 ^(先煎)	柴胡 10 克	牡丹皮 10 克
丹参 15 克	首乌藤 15 克	炒建曲 15 克	生山楂 15 克
鸡内金 15 克	炒麦芽 15 克	五味子 10 克	

 二诊

服上药后诸症状减轻，续原方 7 剂巩固治疗。

按语：在临床中，多以入睡困难、早醒症状较突出，伴情绪低落，闷闷不乐，遇事纠结，胸胁部胀闷不适等症状常见。我们常以疏肝解郁、宁心安神为法，以经验方松郁安神方为基本方加减治疗。甘松与郁金同用，再配合玫瑰花、柴胡等，增强疏解肝郁的功效，促进神魂安定。合欢皮，解肝郁，使五脏安和、心志欢悦而解郁安神。郁金，归肝、胆、心经，血分之气药，行气活血，患者出现腹胀、纳呆，加用炒建曲、生山楂、鸡内金、炒麦芽消食化滞，诸药合用，共奏疏肝解郁、宁心安神、消食化滞之效。

失眠验案 4（肝郁化火）

患者，男，50 岁。

初诊（2016-4-18）

主诉：反复入睡困难、眠浅。

患者平素多虑，性情急躁易怒。失眠表现为入睡困难，辗转难眠，眠浅，夜间如厕 3 次，醒后可睡，自觉每晚睡 2～3 小时，白天疲乏。就诊时面红，气轮泛红。舌质红、苔黄厚，脉沉弦有力。

治法：疏肝解郁，泻火安神。

处方：松郁安神方加减。

甘松 10 克（后下）	郁金 15 克	玫瑰花 10 克	合欢皮 15 克
珍珠母 30 克（先煎）	首乌藤 30 克	柏子仁 15 克	酸枣仁 15 克
柴胡 10 克	牡丹皮 12 克	炒栀子 10 克	

二诊

患者睡眠增多，情绪改善，仍面红，气轮泛红，口干口苦，便干，舌质红，苔黄厚，脉沉弦有力。治疗上，上方加天花粉 20 克、决明子 20 克、龙胆草 10 克。

三诊

睡眠现增至 4 小时以上，口干口苦明显缓解，大便正常，上方去决明子。

按语：慢性失眠的患者具有病程长，反复发作的特点，开始多伴有肝郁的症状，郁久化热，临床上此类患者多以入睡困难为主诉，或伴两胁灼热、胀痛，烦躁易怒，口苦口干，舌红苔黄，脉弦数等症状。

治疗以疏肝解郁，泻火除烦为法，处方用松郁安神方为主加减。火热易煎熬津液为痰，痰热互结，上扰心神，临床上可见胸脘痞闷、痰多、舌苔黄厚腻、脉滑等，加法半夏、瓜蒌、黄连、远志、浙贝母等清热化痰；入睡困难、睡前紧张较甚者，可加入白芍等养血柔肝；口干加天花粉。

失眠验案5（肝郁化火）

患者林某，女，49岁。

初诊（2017-4-10）

主诉：入睡困难、多梦3年余。

患者两年前因感情问题而失眠，曾就诊于某综合医院，起初口服艾司唑仑后睡眠改善，长期服药疗效渐差，终致无效。现患者仍诉入睡困难，每夜只能睡2～3小时，伴烦躁易怒，口苦口干，纳可，二便正常。舌暗红，苔黄厚，脉弦细数。

治法：疏肝解郁，宁心安神。

处方：松郁安神方合龙胆泻肝汤加减。

甘松10克（后下）	郁金15克	玫瑰花10克	合欢皮15克
龙骨30克（先煎）	珍珠母30克	首乌藤30克	丹参15克
牡丹皮10克	龙胆草10克	黄芩10克	栀子10克
茵陈10克	车前子15克		

 二诊

患者诉入睡困难较前改善，每夜能睡3～4小时，烦躁、口苦减轻，仍多梦，口干。舌暗红、苔黄稍厚，脉弦细。

处方：上方去龙胆草、黄芩、栀子，加生地黄 10 克、天花粉 15 克。

 三诊

患者入睡困难明显改善，每夜能睡 4 小时以上，烦躁减轻，仍多梦，无口干口苦。舌暗红，苔薄黄，脉弦。

处方：上方去生地黄、天花粉、茵陈、车前子，酌加北柴胡 10 克、煅龙牡各 15 克。

 四诊

患者入睡困难、多梦均明显改善，每夜能睡 5 小时左右，烦躁减轻。舌偏暗，苔薄微黄，脉弦。嘱再续服前方 7 剂巩固疗效。

失眠验案 6（肝郁化火）

患者陈某，女，48 岁。

初诊

主诉：入睡困难、早醒、噩梦，偶有彻夜不眠 3 年。

近 3 年来，患者因工作压力、多虑，出现主诉失眠诸症状。就诊时见睡前紧张，头痛，急躁易怒，畏热，便干，头胀，尿赤，目赤，唇暗。舌暗，苔黄，脉沉弦细。

治法：疏肝解郁，泻火除烦。

处方：松郁安神方为主加减。

合欢皮 15 克　郁金 15 克　首乌藤 30 克　珍珠母 30 克^{（先煎）}

丹参15克　柏子仁15克　牡丹皮12克　生栀子10克
龙胆草10克

二诊

服上药后诸症状减轻，续原方7剂巩固治疗。

按语：失眠伴有肝郁的症状，郁久化热，临床上此类患者多以入睡困难为主诉，常伴有烦躁易怒，口苦口干，舌红苔黄，脉弦等症状。治疗用松郁安神方，疏肝解郁，泻火除烦。方中合欢皮，甘、平，归心、肝、肺经，解肝郁，使五脏安和，心志欢悦而解郁安神；郁金，辛、苦、寒，归肝、胆、心经，血分之气药，行气活血；玫瑰花、首乌藤、珍珠母，疏肝理气以解决肝郁气滞之根本矛盾；大便质干，予柏子仁润肠通便安神；牡丹皮，生栀子，龙胆草清泻肝火。诸药合用，共奏疏肝解郁，泻火除烦之效。

失眠验案7（肝郁化火）

患者邢某，女，27岁。

初诊（2020-10-12）

主诉：难以入睡，易惊醒，甚至彻夜不眠。

患者失眠2年，时好时坏。近期由于受凉后引发肺部感染出现发热、咳嗽，担心自己感染新冠肺炎病毒，精神压力大，加之男友不照顾，情绪抑郁等诸多因素，失眠加重。每晚服右佐匹克隆3毫克，效果不佳，易惊醒，严重时甚至彻夜不眠。就诊时见日间精神差，头昏脑胀，头目不清，颈部僵硬，胸闷、心烦易怒，易紧张。入睡困难时，自觉身体发热。月经不调，食欲不佳，二便可。舌红，苔薄黄微腻，脉弦细。

治法：平肝，解郁泻火，活血安神。

处方：

葛根 10 克	生龙骨 30 克 ^{（先煎）}	合欢皮 15 克	川芎 15 克
郁金 15 克	甘松 10 克	栀子 15 克	钩藤 15 克
赤芍 15 克	白芍 15 克	北柴胡 15 克	天麻 10 克
远志 15 克	甘草 6 克	丹参 15 克	珍珠母 30 克 ^{（先煎）}
酸枣仁 30 克			

中药配合认知行为疗法。

二诊（2020-10-19）

服上药后，夜寐时好时坏，多梦，心情稳定。此次恰逢来月经，小腹刺痛，大便时稀。

处方：

葛根 10 克	生龙骨 30 克 ^{（先煎）}	合欢皮 30 克	川芎 15 克
郁金 15 克	甘松 10 克	栀子 15 克	钩藤 15 克
赤芍 15 克	白芍 15 克	北柴胡 15 克	天麻 10 克
远志 15 克	甘草 6 克	丹参 15 克	珍珠母 30 克 ^{（先煎）}
酸枣仁 30 克	当归 15 克	延胡索 15 克	

按语：患者有失眠病史，本次因受凉后肺炎发热，担心自己是新冠病毒感染，心理压力大，男友又逃避态度没有照顾，出现情绪异常，使失眠加重，属于情志病范畴。情志病与肝有密切关系。中医认为，肝为刚脏，五行属木，喜调达恶抑郁。肝主疏泄为肝功能的概括，包括疏泄气机，调畅情志，调节血脉等。人体肝脏犹如春升之气，具有条顺、畅达、疏通的特性。本病中肝的疏泄功能异常，气机疏通和畅达受阻，表现为心烦意躁、焦虑不安、失眠多梦等。治疗上主张"木

郁达之"，使肝气调达、舒畅。以平肝解郁安神，采用松郁安神方加味治疗。

根据病史，本患者的用药治疗可配合认知行为疗法。协助患者理清思路，消除她焦虑的根本原因。让患者认识到不可能改变别人，正确的方式是应从调节自己入手，控制好自己的情绪，尝试着和外界和平共处，不能自己一直耿耿于怀，受外界事件左右自己的情绪。另外合理安排饮食、作息，增加户外活动，让自己由内到外"阳光"起来，患者睡眠逐渐改善，每晚基本睡 6 小时，后再服松郁安神方一个月，巩固疗效。

失眠验案 8（肝郁化火：睡眠暴力）

陈某，男，59 岁。

初诊（2017-6-14）

主诉：睡眠中有暴力行为。

患者睡眠中砸东西，尖叫，觉醒后可见身体创伤，无其他睡眠障碍，无明显诱因，烦躁易怒，气轮泛红。舌淡红，苔白厚，脉沉弦细。

治法：疏肝解郁，宁心安神，清肝泻火。

处方：

酸枣仁 10 克	合欢皮 15 克	首乌藤 10 克	生龙骨 20 克 ^{（先煎）}
珍珠母 30 克 ^{（先煎）}	柴胡 10 克	甘松 10 克	郁金 10 克
玫瑰花 15 克	丹参 10 克	龙胆草 10 克	牡丹皮 10 克
石菖蒲 10 克			

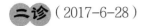**二诊**（2017-6-28）

睡眠暴力未发作，气轮泛红已无，白天仍有烦躁易怒，无其他不适，舌淡红，苔白厚，脉沉弦细，上方去首乌藤、酸枣仁。服7剂，用法同前。西药阿普唑仑辅助治疗，烦躁太甚时服用。

按语：本病属于睡眠暴力，治疗手段主要靠用药并指导患者调整生活节律，《素问·脉要精微论》云，"阴盛则梦涉大水恐惧，阳盛则梦大火燔灼，阴阳俱盛则梦相杀毁伤。"

失眠验案9（肝郁化火）

患者洪某，男，40岁。

初诊（2019-6-18）

主诉睡眠差3年。

患者睡眠障碍以入睡困难为主，曾自服褪黑素、阿普唑仑等，疗效尚可，但停药后，睡眠差加重。就诊时表现：患者对睡眠恐惧，疲乏、急躁、易怒。舌暗有齿痕。

治法：疏肝解郁，重镇安神。

处方：

炒酸枣仁15克	北柴胡15克	珍珠母30克	郁金15克
丹参15克	玫瑰花10克	合欢皮15克	牡丹皮15克
炒栀子10克	煅牡蛎30克^{先煎}		

二诊（2019-6-25）

症状减轻，仍眠差，目涩、目赤，易怒，口干，大便不成形。

处方：

炒酸枣仁 15 克	北柴胡 15 克	珍珠母 30 克 (先煎)	郁金 15 克
丹参 15 克	玫瑰花 10 克	合欢皮 15 克	牡丹皮 15 克
炒栀子 10 克	煅牡蛎 30 克 (先煎)	黄连 8 克	肉桂 2 克
五味子 10 克	黄芪 30 克	白术 15 克	防风 15 克

按语：患者中年男性，睡眠差 3 年。失眠原因自诉不详。就诊时患者对睡眠情况不满意，甚至引发情绪异常，易怒。喜怒哀乐正常时是情绪表达的途径，但若过及，则可致脏腑功能失调，肝疏泄功能受损，进而影响脾的运化功能，心脾营血亏虚，不能上奉于心，致心神不宁而失眠。一诊患者眠差，急躁、易怒，以松郁安神方加减，疏肝解郁安神。二诊眠略有改善，但不甚明显，仍烦躁，出现大便不成形，舌淡有齿痕，辨证为肝郁脾虚，肝肾阴虚，阴虚不能滋养双目，见目涩。心肾不交，原方加黄连、肉桂，取黄连配肉桂，成交泰丸之意，引心火下行以济肾水；另加痛泻要方，收涩大便。

失眠验案 10（肝郁化火）

患者李某，男，79 岁。

初诊（2019-11-19）

主诉：失眠 5 年，加重一个月。

患者在 5 年前和儿子因琐事生气之后，出现失眠，一直延续至今。失眠以早醒、眠浅、多梦，甚则彻夜不眠为主。就诊时见面赤，烦躁，便秘。舌红，苔黄厚，脉弦。

辨证：肝郁化火。

治疗：疏肝解郁，泻腑安神。

处方：

柏子仁 20 克　　珍珠母^{（先煎）}30 克　　炒酸枣仁 20 克　　甘松 10 克
郁金 15 克　　　北柴胡 15 克　　合欢皮 15 克　　玫瑰花 10 克
丹参 15 克　　　决明子 20 克　　生地黄 20 克　　麦冬 15 克
玄参 20 克　　　炒莱菔子 15 克

二诊（2019-11-27）

患者诉，服上方后，失眠改善、烦躁减轻，大便改善。但近 3 日来因感冒，睡眠又变差。就诊时见面赤、口苦，小便多，大便可。

处方：上方加黄柏 10 克、知母 15 克、龙胆草 12 克。

三诊（2019-12-10）

患者睡眠改善，大便已通利，仍偏干，口苦好转，仍见半夜口干、舌燥。苔黄厚。

处方：上方去柴胡，加天花粉 30 克。

按语：患者老年男性，以失眠为主诉就诊。视诊其面部，面与颈部均呈红色；说话声音高亢有力，性情急躁，大便秘结，舌苔黄厚，脉搏强劲有力，呈现一派实热之象。患者五年前情志不遂，肝郁化火，火热之邪内扰肝胆，循经上攻头目，气血壅盛于脉络，见面红目赤；肝失条达柔和之性，则急躁易怒；肝藏魂，心藏神，热扰神魂则见失眠；火邪灼津，故见口渴，大便秘结。舌红苔黄厚，脉弦。予以疏肝解郁宁心安神为主，另加决明子、生地黄、麦冬、玄参、炒莱菔子等，以增液行舟，行气通便。二诊患者睡眠好转，热邪仍在。热迫胆汁上溢，见口苦，加知母、黄柏，泻火养阴，加龙胆草清泻肝火。三诊诉大便干已改善，口苦好转，仍见半夜口干、舌燥。苔黄厚。前一方去柴胡，以防其劫肝阴之嫌，加天花粉清热生津。

失眠验案 11（肝郁胆怯）

患者陈某，女，35 岁。

初诊（2019-11-6）

主诉：失眠 2 年余。

患者无明显诱因失眠，表现为入睡困难，眠浅易醒，时有噩梦。就诊时见精神易紧张，口干，烦闷。月经稍延迟（35 ~ 40 天），量多，色淡。舌淡，脉弦细。

治法：疏肝解郁，宁心定志。

处方：

炒酸枣仁 30 克	柴胡 10 克	丹参 15 克	当归 10 克
炙甘草 6 克	琥珀 3 克	熟地黄 15 克	郁金 10 克
甘松 10 克	龙齿 25 克^{（先煎）}	茯神 15 克	

二诊（2019-11-13）

患者诉服药后，睡眠好转，入睡改善，噩梦次数减少。但心中偶有烦闷，喜叹息。

治法：疏利肝胆，清心安神。

处方：

柴胡 10 克　　枳实 10 克　　白芍 15 克　　生甘草 6 克

菖蒲 10 克　　远志 10 克　　百合 15 克　　生地黄 15 克
黄芪 30 克

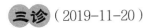**三诊**（2019-11-20）

患者睡眠明显改善，精神舒畅，烦闷已愈，月经正常。效不更方，再服 7 剂巩固疗效。

按语：患者女性，无明显诱因，出现睡眠差伴有噩梦、眠浅易惊醒，伴月经稍推迟、色淡。张从正曰："胆者，敢也，惊怕则胆伤矣，盖肝胆实则怒而勇敢，肝胆虚则善恐而不敢也。"肝藏血而主疏泄，体阴而用阳。肝所藏之血，可营养周身并注于血海，故有"女子以肝为先天"之说。方用琥珀，甘、平，归心、肝、膀胱经；龙齿，甘、涩、平，归心、肝、肾经，镇惊安神，平肝潜阳，两者质重而镇，有镇惊安神功效，与酸枣仁、丹参、当归合用，以物之灵行人之灵，诚为善治之法。二诊时睡眠好转，噩梦明显改善，仍有心中烦闷，喜叹息，用四逆汤，疏肝解郁，柔肝藏魂；另加黄芪补气健脾以行血，菖蒲、远志舒郁安神，交通心肾，五脏安和而效佳。

失眠验案 12（肝郁阴虚）

患者陈某，男，61 岁。

初诊（2019-6-25）

主诉：失眠 5 年。

病史：患者因工作原因失眠 5 年，经几次治疗，效果欠佳。就诊时表现为眠差，急躁，畏热，牙龈肿痛，大便溏。舌轻微齿痕，苔薄白，脉弦细。

治法：解郁安神，滋阴降火。

处方：

酸枣仁 30 克	郁金 15 克	丹参 15 克	合欢皮 15 克
白薇 10 克	煅牡蛎 30 克	白芍 15 克	陈皮 10 克
防风 15 克	五味子 10 克	黄连 8 克	薄荷 10 克
地骨皮 15 克	茯苓 15 克	生地黄 20 克	

二诊（2019-7-2）

服上方后牙龈痛好转，仍眠差，特别是夜尿后难以续睡，时有烦躁。

处方：

酸枣仁 30 克	郁金 15 克	丹参 15 克	合欢皮 15 克
煅牡蛎 30 克^(先煎)	白芍 15 克	陈皮 10 克	防风 15 克
五味子 10 克	黄连 8 克	薄荷 10 克	地骨皮 15 克
茯苓 15 克	醋香附 10 克		

三诊（2019-7-9）

睡眠改善，仍急躁、畏热。

处方：

酸枣仁 20 克	郁金 15 克	丹参 15 克	合欢皮 15 克
煅牡蛎 30 克	陈皮 10 克	白芍 15 克	防风 15 克
五味子 10 克	黄连 8 克	薄荷 6 克	地骨皮 15 克
茯苓 15 克	醋香附 10 克		

四诊（2019-7-16）

睡眠时间增加，便溏，偶有烦躁。舌淡、齿痕。

治法：疏肝健脾，解郁安神。

处方：

五味子 10 克	黄连 10 克	薄荷 10 克	地骨皮 15 克
茯苓 15 克	醋香附 10 克	炒酸枣仁 20 克	郁金 15 克
丹参 15 克	合欢皮 15 克	煅牡蛎 30 克^{（先煎）}	白芍 15 克
陈皮 10 克	防风 15 克	肉桂 3 克	麸炒白术 15 克

按语：患者退休前在公安系统，常年值班、出警，工作压力大，生物钟严重受扰，多年睡眠欠佳。退休后，工作压力去除，但仍然睡眠较差。喜怒哀乐等情志过极可导致脏腑功能失调，患者长年压力大，过度忧思，思则伤脾，心脾营血亏虚，不能上奉于心，致心神不宁而失眠。一诊患者眠差，急躁、畏热，以松郁安神方加减，以疏肝解郁安神。牙龈肿痛加生地黄、地骨皮以滋肾阴，引火以归元。二诊牙龈痛好转，以难以续睡、烦躁为主症，加香附疏肝解郁力量加强。三诊睡眠有所改善，酸枣仁减量。四诊睡眠改善明显，出现便溏，舌淡有齿痕，偶有烦躁，肝郁脾虚，肝肾阴虚，心肾不交，原方加肉桂 3 克，取黄连配肉桂，成交泰丸之意，引心火下行以济肾水；加麸炒白术，健脾益气利水。

失眠验案 13（肝郁阴虚）

患者女，24 岁。

初诊

主诉：失眠 1 年。

患者失眠表现为入睡困难（凌晨 1 点 30 分左右入睡，需要 90 分钟才能睡着），睡眠浅、易醒，多梦，稍疲乏（白天无精打采、情绪低落），口干，大便可，小便黄，尿频，面部色斑。月经不规则，心烦急躁，兴趣少，自述工作压力大。舌暗红，苔薄白，脉平。

心理量表测试：AIS，12分；SAS，37分；SDS，46分。

治法：解肝郁，清虚热。

处方：松郁安神方加减。

甘松10克^{（后下）}	郁金15克	山茱萸15克	泽泻15克
地骨皮10克	青皮10克	白芍15克	甘草6克
天花粉30克	牡丹皮15克	丹参15克	

西药：阿普唑仑0.4毫克，每晚1次。

 二诊

服中药6剂、阿普唑仑3次后失眠痊愈，1个多月来失眠未复发，现因面部黄褐斑就诊，月经周期正常，有血块，二便正常。舌暗红，苔薄白，脉平。

予血府逐瘀汤去桃仁、红花、桔梗，加白芷10克、白鲜皮10克。

按语：患者失眠很快治愈，疗效显著，考虑与以下原因有关。①患者年轻，失眠病史不长，失眠属轻度。②患者无焦虑，抑郁自评量表分值虽稍高，而抑郁情绪虽有但不明显。③患者失眠原因明确，由于工作压力过大造成，针对病因指导患者学会放松，适当运动，培养自己的娱乐爱好，对其进行了睡眠认知教育。④辨证准确，用药精准。⑤患者认真配合医生诊治。

失眠验案 14（肝郁阴虚）

患者陈某，男，41岁。

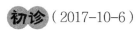（2017-10-6）

主诉：失眠 10 年。

患者于 10 年前无明显诱因出现失眠，其间曾多次求诊西医，未曾服用中药。每晚靠药物（药名不详）可维持 2 ~ 3 小时睡眠，伴多梦、心烦。就诊时表现为口干口苦，口腔溃疡，头胀痛，手足心热。舌尖红，苔薄，脉弦细。

治法：疏肝泻火，养阴安神。

处方：黄连阿胶汤加减。

黄连 6 克	黄芩 12 克	阿胶 10 克^{（烊化）}	白芍 12 克
生地 12 克	玄参 15 克	炒酸枣仁 30 克	合欢皮 20 克
牡蛎 30 克^{（先煎）}	珍珠母 30 克^{（先煎）}	砂仁 3 克^{（后下）}	

将煎好后的汤中加入鸡蛋黄 1 枚（温度约 50℃ 时加入搅匀）。

二诊（2017-10-13）

睡眠较前改善，口干，头胀，舌质淡，苔薄白，脉弦细。上方基础上加川牛膝 12 克、石菖蒲 12 克、远志 10 克。

黄连 6 克	黄芩 12 克	阿胶 10 克^{（烊化）}	白芍 15 克
生地 20 克	玄参 15 克	炒酸枣仁 15 克	合欢皮 15 克
牡蛎 30 克^{（先煎）}	珍珠母 30 克^{（先煎）}	砂仁 3 克^{（后下）}	川牛膝 12 克
石菖蒲 12 克	远志 10 克		

守方调治 3 月余，失眠痊愈，随访未见复发。

按语：本案属心火亢盛，肾水亏虚之心肾不交证。真阴已虚，邪

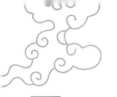

火复炽，肾水亏于下，故见手足心热；心火亢于上，故见口干、口苦；心肾不得相交，故心中烦而不能寐矣。《素问·至真要大论》说："诸痛痒疮，皆属于心。"中医认为心开窍于舌，舌为心之苗，由于心经的别络上系于舌，气上通于舌，患者心阴血不足，心火充盛，循经上扰，则出现口腔溃疡。

黄连阿胶汤出自《伤寒论》，功能滋阴泻火，益肾宁心，交通心肾。本方中黄连、黄芩苦寒直折心火，以除烦热；阿胶、芍药、生地、玄参滋补肾阴而养营血；炒枣仁、合欢皮以助眠安神；牡蛎、珍珠母一则平肝潜阳以治头痛，再则镇静安神以助眠；砂仁性温，避免黄连、黄芩苦寒伤胃，再者熟地、玄参、阿胶滋腻，佐以砂仁有补而兼行之利。诸药合用，可以上清心火，下滋肾水以交通心肾，共奏滋阴降火，养心安神之功。此即所谓"壮水之主，以制阳光"之意。

二诊，患者症状较前缓解，仍觉头痛，口干，加以川牛膝以引火下行，石菖蒲、远志以开窍宁心安神。守方调治3月余，诸症皆失。

失眠验案 15（肝郁血虚）

患者刘某，女，27岁。

初诊（2016-7-18）

主诉：入睡困难、多梦、早醒1年余。

患者入睡困难，多梦，早醒，每于凌晨4点左右醒后难以续睡，就诊时见失眠情绪低落，易怒，白天头晕，面色不华，平素月经推迟，色淡，量少，舌质色暗，苔薄微黄，脉弦细。

治法：补血养肝，疏肝解郁。

处方：松郁安神方合酸枣仁汤加减。

甘松 10 克 ⁽后下⁾　郁金 15 克　玫瑰花 10 克　合欢皮 15 克
珍珠母 30 克　　　首乌藤 30 克　丹参 15 克　　酸枣仁 15 克
白芍 15 克　　　　川芎 10 克　　茯苓 10 克　　黄芪 30 克
熟地黄 20 克　　　炙甘草 6 克

二诊（2016-8-2）

患者入睡困难、情绪低落明显改善，每天可睡至 5 点醒来，头晕、乏力缓解，面色渐华，多梦，舌淡红，苔薄白，脉弦细，嘱续服上方 7 剂巩固疗效。

按语：《医医偶录》云，"怒气泄，则肝血必大伤；怒气郁，则肝血又暗损。怒者血之贼也。"情志及肝脏疏泄功能对肝血的盈亏有着重要影响，肝本藏血，但肝郁日久，化火易怒，怒则动血耗血，使肝血难固。因此，失眠患者肝郁日久，随着肝血的暗耗，既可有肝郁实证的表现，又可兼夹肝血亏虚的症状，临床表现为急躁易怒，胸胁胀痛，情绪低落，头晕眼花，唇甲色淡，神疲乏力，舌淡红苔薄黄，脉弦细等。治疗当标本兼顾、补虚泻实，以疏肝解郁、补血养肝为法，故用松郁安神方合酸枣仁汤方加减治疗。

失眠验案 16（心肝血虚）

患者陈某，女，24 岁。

初诊（2017-3-9）

主诉：反复失眠、多梦 10 余年。

早醒，每于夜间 1～2 点醒来，醒后难以续睡，伴头晕。就诊时表现为神疲乏力，面色不华，月经提前，量少，便秘，纳可。舌质偏淡，苔薄白，脉沉细。

治法：补血养肝，宁心安神。

处方：酸枣仁汤加减。

酸枣仁 15 克　首乌藤 15 克　熟地黄 20 克　白芍 15 克
川芎 10 克　　黄芪 30 克　　茯苓 10 克　　知母 15 克
炙甘草 6 克

二诊（2017-3-17）

患者早醒好转，头晕、乏力改善，大便已通，仍多梦，面色不华；治疗改茯苓为茯神 10 克，加龙骨、牡蛎各 15 克。

三诊（2017-3-23）

患者夜间可维持睡眠至 4 小时左右，头晕、乏力较前明显好转，面部渐露光泽，无便秘。舌淡红，苔薄白，脉细。嘱再服 7 剂巩固疗效。

按语：原本肝旺之人，如长期情志不畅，暗耗营血，抑或体质虚弱，气血生化乏源，血不归肝，均可致肝血亏虚，魂无所依，神无所养而失眠，临床上多表现为失眠多梦，健忘，头晕眼花，两胁隐痛，妇女月经量少、面、舌、爪甲色淡、脉细等，治疗以补血养肝、宁心安神为法，故方用酸枣仁汤为基本方加减。

血为阴液，血虚日久，阴不敛阳，虚阳浮越，上扰心神，则可表现为失眠多梦，头晕眼花，两目干涩，视力减退，颧红，胁肋灼痛，五心烦热，口干喜饮，舌红少苔，脉细数等症状；治疗在酸枣仁汤基础上可酌加天花粉、百合、生地等滋阴降火。血为气之母，血既能生气，亦能载气，血盛则气旺，血衰则气少，故肝血亏虚日久，亦可发展为气血两虚之证，表现为心悸失眠，伴神疲乏力，气短懒言，面色淡白或萎黄，头晕目眩，唇甲色淡，舌淡脉弱等症，治疗以酸枣仁汤合归脾汤方加减。

失眠验案 17（肝胃不和）

患者肖某，女，52 岁。

初诊（2019-8-5）

主诉：失眠 3 年。

患者入睡困难甚者彻夜不眠，时轻时重一直持续至今。患者原本性格外向，喜社交，儿子是她的骄傲，一聊到儿子就兴致高昂。在三年前，因其子结婚，工作变动都未与患者商量，母子关系一度紧张，让患者备感冷落，出现失眠。一周前健康体检，未见明显异常。就诊时患者表现为眠差、喜叹息、胃部不舒、嗳气，大小便可。舌有齿痕，苔白，脉沉细。

治法：疏肝和胃加辅以精神疏导。

处方：

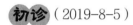

北柴胡 10 克	黄芩 6 克	姜半夏 10 克	合欢皮 15 克
木香 10 克	醋香附 10 克	生姜 6 克	白芍 15 克
紫苏梗 10 克	陈皮 10 克	郁金 15 克	甘草 6 克

二诊（2019-8-12）

患者服上方后，叹息减少，胃部不舒、嗳气缓。仍入眠差。自述遵医嘱开始画画作为自己的娱乐活动，画到眼皮睁不开躺床上还是睡不着。现又自觉胁下不适，三天能睡一天，睡不着时感胸闷气短。齿痕舌，脉沉细。

处方：

北柴胡 10 克	黄芩 6 克	姜半夏 10 克	合欢皮 15 克
木香 10 克	醋香附 10 克	白芍 15 克	紫苏梗 10 克
陈皮 10 克	佛手 10 克	郁金 15 克	甘草 6 克

服药并增加运动后睡眠好转，但仍不满意。胃部不舒、嗳气症状消失。情绪稍有好转，胁下不舒减轻。就诊时表现为口干、齿痕舌、脉沉细。

处方：

北柴胡 10 克 黄芩 6 克 姜半夏 10 克 合欢皮 15 克
木香 10 克 醋香附 10 克 白芍 15 克 紫苏梗 10 克
陈皮 10 克 佛手 10 克 郁金 15 克 甘草 6 克
天花粉 30 克

按语：患者原本性格外向，生活中一直以儿子为中心，儿子从读书到毕业进入医疗单位，都按照她的计划进行，令她很骄傲。三年前，其子结婚，患者对儿媳不甚满意，一直耿耿于怀。婚后不久儿子在未同其商量的情况下，弃医从商。短期内儿子的婚姻、工作状态的变化都有悖于患者事先对儿子生活的规划，让其备感冷落、郁闷，出现失眠。再进一步交谈发现，患者有些传统观念根深蒂固，如"儿子是我生的，就该听我的""医生是国家公职人员是正经工作，做生意不靠谱""儿子从商，肯定是媳妇倒腾的"等，让其思绪终日萦绕于此，兴致低落，郁郁寡欢，难以入眠。

我们首先针对患者制定了认知行为疗法，嘱咐其开始记录睡眠日记。在认知上，按照计划通过多次交谈，帮助患者认识到自己既往的一些错误观点并接受新观点：每个人都是一个独立的个体，母爱是渐行渐远的，其伟大之处在于放手让孩子成长。工作、家庭都是他自己的选择，儿孙自有儿孙福，经营好自己的生活，就是对孩子最大的爱等。行为上嘱患者增加娱乐活动，一诊后患者尝试画画，但效果不佳；二诊后，建议其增加户外活动，恢复自己的社交圈，转移注意力，把人生的重心由孩子身上转移开来。考虑患者病程较长，肝气不舒症状明显，并已出现肝气犯胃表现。在认知行为治疗基础上配合疏肝解郁、健脾和胃的中药以增强治疗效果。以小柴胡汤为基础方，方中柴胡、郁金、合欢皮、陈皮、木香、醋香附疏肝解郁，白芍柔肝缓急，紫苏梗、法半夏、生姜宽中和胃，降逆止呕，黄芩清热除烦。二诊诉胁下不舒，胸闷气短，加佛手辛行苦泄，增加疏肝解郁之功。治疗月余，患者状态向好，不久后孙子出生，成为母子、婆媳关系的转机，喜胜忧，患者失眠痊愈。

失眠验案 18（肝郁脾虚）

患者齐某，男，61岁。

初诊（2019-10-11）

主诉：失眠十年。

患者于10年前不明原因出现失眠，以入睡困难、早醒为主要表现。患者自述晚间临睡前爱思考问题，思维异常活跃；白天疲劳甚、头晕但仍难以入眠。曾经服用酒石酸唑吡坦（思诺思），入睡困难明显改善，但持续睡眠仍差，睡2~3小时醒来，不易续睡，睡时梦多。就诊时症状：胸闷，气短，神疲乏力，目涩，手足心热，易紧张，汗多，畏冷、进食生冷后易便溏、脐周痛，舌淡，苔白。

治法：疏肝解郁，益气健脾。

处方：松郁安神方加减。

郁金15克	合欢皮15克	柴胡15克	甘松10克（后下）
炒酸枣仁15克	珍珠母30克（先煎）	丹参15克	五味子10克
煅牡蛎30克（先煎）	白芍15克	姜半夏12克	防风15克
陈皮10克	炒白术15克	党参15克	

二诊（2019-10-18）

患者服用上方后头晕改善，情绪转好，仍多梦，入睡困难，进食生冷后仍有脐周闷痛、便溏。舌淡、苔白。

处方：

合欢皮15克	柴胡15克	甘松10克	炒酸枣仁15克
珍珠母30克（先煎）	五味子10克	煅牡蛎30克（先煎）	白芍15克
姜半夏12克	防风15克	陈皮10克	炒白术15克
党参15克	小茴香6克	木香10克	

按语：该患者失眠的原因，归纳主要有以下几方面。一是性格，平素多虑，爱思考问题。思为脾之志，思虑太过，脾气郁结，运化失常，出现纳呆、胸脘痞闷、腹胀便溏；二是睡眠节奏紊乱，昼不精夜

不寐。卫气营阴运行失常，入夜阳不入于阴；三是生理变化，患者表现眼睛干涩、手足心热，属肝阴虚之象。治疗上，分几个层次进行。首先施以认知行为治疗，嘱咐患者放松对睡眠的关注，建议"无为"睡眠；调整睡眠节奏，增加白天兴奋点和活动量。其次，患者病程较长，损伤肝脾功能，辅以中药调节身体机能。用松郁安神方疏肝解郁、镇心安神。患者大便溏，去松郁安神方原方之柏子仁，加五味子、煅牡蛎收涩大便，另煅牡蛎还取其重镇安神之功。患者脾虚肝旺，脐周疼痛，加入痛泻要方，调和肝脾，补脾柔肝，祛湿止泻。乏力，另加党参，补益中气。二诊时，患者头晕好转，情绪有改善，去丹参、郁金；仍见脐周痛、便溏，加小茴香温中散寒、理气止痛，小茴香辛散温通，善暖中下二焦，尤以疏肝散寒止痛见长；加木香，行气止痛，加强疗效。

失眠验案 19（肝郁脾虚）

患者张某，男，32岁。

初诊（2019-8-9）

主诉：睡眠障碍1个月。

患者既往睡眠佳，一个月前，因工作压力大出现失眠，以入睡困难为主。就诊时见性情急躁、易怒，面部筋惕肉瞤，日间疲乏，注意力不集中，自觉腹肌紧张，大便稀，不成形，小便可。

治法：疏肝解郁，健脾安神。

处方：

川芎 15 克	苍术 10 克	醋香附 10 克	炒栀子 10 克
炒建曲 15 克	麸炒枳壳 10 克	白术 15 克	白芍 15 克
防风 15 克	陈皮 10 克		

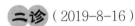**二诊**（2019-8-16）

患者自诉服药后睡眠改善，筋惕肉瞤好转，情绪比先前稳定。就诊时见胸闷，喜叹息，头晕，家中自测两次血压均偏高。血压：150/90 毫米汞柱。

处方：

川芎 15 克	陈皮 10 克	醋香附 10 克	北柴胡 15 克
炙甘草 10 克	白芍 15 克	麸炒枳壳 10 克	法半夏 12 克
黄连 6 克	瓜蒌 15 克	夏枯草 15 克	川牛膝 15 克
猪苓 15 克	泽泻 15 克	盐车前子 15 克	茯苓 15 克

按语：患者为职业健身教练，身体状况良好，自诉既往睡眠很好。一个多月前，由于工作压力突然变大，对生活、睡眠造成影响。工作压力增大，气机失调，七情伤肝，造成患者肝疏泄功能障碍，肝主疏泄藏魂，肝气不舒，藏魂功能受损，肝不藏魂，心不藏神，则见失眠，以入睡困难为主，思虑多，严重时辗转反侧，难以入睡。夜间阳不入于阴见不眠，导致日间疲乏，注意力不集中，影响白天的工作；气机郁滞日久，气郁化火，波及情绪，见急躁、易怒，做事情没有耐心。肝主筋，肝藏血功能受损，血不能荣筋，见面部筋惕肉瞤；肝属木，脾胃属土，脾主运化主升清，胃主受纳主降浊，脾胃为脏腑气机升降的枢纽。肝主疏泄也是人体气机调畅的关键所在。脾胃的升降运化需要肝的疏泄正常。肝失疏泄影响脾胃升降运化，见腹肌紧张、大便稀。

以越鞠丸理气解郁、宽中除满。加痛泻要方，调和肝脾、补脾柔肝、祛湿止泻。二诊患者诉睡眠好转，筋惕肉瞤改善，情绪控制比以前好，大便已正常。见胸闷、头晕，测血压有升高。予柴胡疏肝散继续稳定情绪，小陷胸汤宽胸散结；血压高另加夏枯草、川牛膝、猪苓、泽泻、盐车前子、茯苓等利尿通淋、平肝阳补肝肾。

失眠验案 20（肝脾不调）

患者陈某，女，69 岁。

初诊（2019-12-10）

主诉：失眠 40 年。

40 年前，患者因情感问题诱发睡眠困难。此后情感问题虽已解决，但睡眠障碍一直反复，迁延至今。就诊时表现为失眠伴多虑，纳呆，便干。舌淡，边有齿痕，苔薄白，脉沉细。

治法：疏肝健脾，养心安神。

处方：

甘松 10 克（后下）	郁金 15 克	玫瑰花 10 克	丹参 15 克
当归 10 克	茯神 15 克	远志 15 克	薏苡仁 30 克
决明子 20 克	香附 10 克	柴胡 10 克	生甘草 6 克

二诊（2019-12-17）

服药后仍眠差，大便日行一次，先干后正常。舌淡红边有齿痕，苔薄黄，脉沉细。

处方：

龙胆草 10 克	黄柏 10 克	薏苡仁 30 克	丹参 15 克
天麻 10 克	川芎 10 克	远志 15 克	决明子 20 克
柴胡 10 克	香附 10 克	合欢皮 10 克	生甘草 6 克

按语：患者 40 年前因情感问题而诱发失眠，情志不遂而肝气郁滞，气郁日久化火，损伤阴血，故而血不养心，致心神不安眠差。"心为君主之官"情志致病首先伤心，思虑过度则不免耗伤心血，心血不足则心神不得安养而眠差。患者畏冷，便干，舌淡边有齿痕，苔薄白，脉沉细乃肝气犯胃，日久损伤脾阳后出现的症状。故此属中医"不寐"之肝郁气滞所致心神不安伴脾虚湿盛，与心、肝、脾关系密切。治疗上以疏肝解郁的松郁安神方为主治疗，用疏肝养血兼理脾的香附、柴胡、甘松、郁金、玫瑰花，疏肝理气以解决气滞之根本矛盾；丹参、当归、茯神、远志养血安神，使得心神有所主；薏苡仁以清热利湿，疏利脾气恢复脾气之升清降浊之用，并加用决明子润肠通便。二诊时患者诉服用前方七剂后，症状减轻。查体患者舌质转为淡红，苔转薄黄，可见湿盛之征消失后虚热之症出现，故以龙胆草、黄柏滋阴降火，天麻、决明子平抑肝阳、润肠通便，继续以薏苡仁清热利湿以保证脾之枢机功能；另丹参、川芎、远志、合欢皮以养血清心安神并加以活血行气；柴胡香附疏肝行气效佳，继续用，调至病愈。

失眠验案 21（肝脾不调）

患者女，58 岁。

初诊（2016-6-16）

主诉：反复入睡困难、眠浅半年，加重 1 月。

患者半年前因症状较轻，未引起重视，近 1 个月症状加重，每晚自行服氯硝西泮 0.5 毫克后可入睡。患者平素急躁易怒，就诊时症见坐立不安、精神紧张，面不华，纳呆。舌质暗，苔薄白，脉沉。

治法：疏肝解郁，益气健脾。

处方：

甘松 10 克（后下）	合欢皮 15 克	郁金 15 克	首乌藤 30 克
珍珠母 30 克（先煎）	丹参 15 克	柏子仁 20 克	柴胡 10 克
黄芪 40 克	紫苏梗 10 克	香附 10 克	姜半夏 10 克
厚朴 10 克	茯苓 15 克		

二诊

服上药后诸症状减轻，现氯硝西泮已逐渐减量，4 日一次，续原方 14 剂巩固治疗。

按语：该患者已形成氯硝西泮依赖。根据临床观察，发现许多这类失眠患者常伴有胃肠道症状，辨证归于肝郁脾虚。表现为除失眠、情志不舒的症状外，还兼有腹胀，嗳气，纳呆，便溏等脾虚症状。治疗用经验方肝郁脾虚方加减，运用疏肝健脾法，使得脾气健运，肝气自调，大便不成形者加入四神丸。并逐步将氯硝西泮撤减下来。

三、认知行为治疗类

失眠验案1（行为治疗）

患者陈某，女，68岁。

初诊（2019-10-22）

主诉：失眠1个月。

患者长期居住在乡下，文盲，不懂普通话，由其女代诉。1个月前，患者丈夫急病去世，对患者打击很大，终日或以泪洗面，自言自语，易受惊，常彻夜不眠。患者自述从一周前开始，晚上只要一上床，就看到有鬼在屋内，围绕在其床旁，不愿离去。患者整夜不敢闭眼，惊恐万分。家人和她解释，这是她的幻觉，世间无鬼魂一说，可患者坚信有鬼。家人不堪其扰，也担心日久伤及身体，故来求诊。

治法：镇心安神。

处方：安神定志丸加减。

| 远志 15 克 | 石菖蒲 10 克 | 茯神 15 克 | 茯苓 15 克 |
| 琥珀 2 克 ^{（冲服）} | 龙齿 30 克 ^{（先煎）} | 党参 15 克 | |

原方中朱砂以琥珀代替。并应允去帮她求符驱鬼，嘱三日后复诊。

二诊（2019-10-25）

三天后门诊再次见到患者，情绪好转，但仍诉很惧怕鬼。因为"心病还需心药治""信鬼者必然信神"，所以"信心满满"地拿出事先准备好的"符咒"交予患者，并讲解其原理，"是鬼就怕神、怕阳光"，得到患者的认同。嘱咐患者把符收好，回家让其年轻力壮的儿子（阳气旺盛），于正午 12 点整（阳气最旺之时），贴于患者床头，必驱鬼成功。

三诊（2019-12-3）

一周后，患者女儿专程来门诊致谢，言按方法，其母当夜即睡眠恢复正常，整个人精气神一如往常，未再有异常。

按语：患者，老年女性，文盲，且不懂普通话，难以交流。不适合用认知行为疗法施治。对鬼魂深信不疑，并因此困扰其睡眠。根据"治病求本"原则，心病还需心药医。采取中医心理学中传统的移精变气法"祝由术"，效如桴鼓。

祝由术又被称为巫术，中国历史上有"医源于巫"之说。一直到儒学形成之时，巫跟医才逐渐区分开来。巫发展成玄学，而医则发展成一套完整的理论系统。中医药学创立后，祝由术并未消失，《黄帝内经·移精变气论篇》中有："余闻古之治病，惟其移精变气，可祝由而已。"说明它仍活跃在历史舞台上，只不过从以前较为正面的出现转为在民间流传，但这丝毫不影响它在医学、心理学上不可或缺的地位。

古人很早就认识到致病因素除了七情、六淫以外，还有"鬼神致病"也就是心理因素。而祝由术借助符咒来治疗疾病就是治疗"心病"的方法之一。在运用符咒时，再加上一些故弄玄虚的形式，渲染符咒的神奇力量，让其年轻力壮的儿子，于正午12点整贴，患者就更容易相信符咒的神秘。"信则灵"，收效与相信程度直接相关。这是一种典型的心理暗示，在失眠专科也可以称为"心理催眠"，适用于"信则灵"的患者。患者自觉拥有镇鬼之宝，顿觉心安，消除了恐惧，心神安定，睡眠自安。再通过中药配合，疗效倍增。

该病例几点提示：①心病还需心药医。②面对不同的患者，应采取最适合他的治疗方式。该患者为典型的心理问题所致失眠，但由于其文化水平低，人又很固执，不适合用认知行为疗法，但祝由术就很合适了。③疗效是硬道理，不必踯躅于祝由术是否封建迷信之类的想法，担心被人误认为是装神弄鬼的"神汉"而束缚了手脚。"不管白猫黑猫，抓住老鼠就是好猫"，对症的，就是最好的。在祝由术的同时，配合中药，减轻其身体的主观症状，增加心理暗示的效果。④"戏"要做足、做够，"演"得越像，对患者效果越好。为此，我们从网上下载了"符咒"打印交予患者，令患者深信不疑。

失眠验案2（行为治疗）

患者刘某，男，22岁。

初诊（2020-6-4）

主诉：入睡困难、眠浅易醒。

患者因疫情宅家，生活节奏紊乱出现睡眠异常为主诉就诊。新冠疫情发生以来，患者一直居家不出，生活作息完全失去规律，昼夜颠倒。就诊时表现见头晕，头痛，耳鸣，心悸，日间精神状态差、易疲劳。舌偏暗，苔薄。

治法：疏肝解郁，养心安神。

治疗：用药结合运动饮食调理。

让患者恢复正常生活节奏，辅以运动饮食调适。

处方：松郁安神方加减。

甘松10克^(后下)	郁金15克	玫瑰花15克	合欢皮15克
生龙骨30克^(先煎)	柴胡15克	丹参15克	珍珠母30克^(先煎)
酸枣仁15克	磁石10克^(先煎)	川芎15克	天麻15克

二诊（2020-6-11）

患者述服上方后眠增、头痛减轻。仍头晕、心悸。昨晚又出现便溏，粪质稀薄，无腹痛。舌淡，有轻齿痕。

方药：前方加痛泻要方、钩藤。

甘松10克^(后下)	郁金15克	玫瑰花15克	合欢皮15克
生龙骨30克^(先煎)	柴胡15克	丹参15克	珍珠母30克^(先煎)
酸枣仁15克	磁石10克^(先煎)	川芎15克	天麻15克
钩藤15克	陈皮15克	白术10克	白芍15克
防风10克			

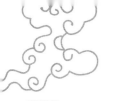

三诊（2020-6-18）

服上方后睡眠改善明显，仍偶有大便溏薄。

方药：上方去磁石、钩藤加五味子。

甘松 10 克 （后下）	郁金 15 克	玫瑰花 15 克	合欢皮 15 克
生龙骨 30 克 （先煎）	柴胡 15 克	丹参 15 克	珍珠母 30 克 （先煎）
酸枣仁 15 克	川芎 15 克	天麻 15 克	陈皮 15 克
白术 10 克	白芍 15 克	防风 10 克	五味子 10 克

7 剂。

四诊（2020-6-25）

患者述便溏已愈，要求重复第一方，巩固睡眠。

按语：该患者为青年男性，生性好动，因疫情被迫闭门不出而失眠。《黄帝内经》云："肝者，将军之官，谋虑出焉。"谋虑过度，必损肝本。肝性喜条达而恶抑郁，肝失疏泄，气机郁滞，经气不利，肝不藏魂，见失眠。肝经循行两侧，见耳鸣。张景岳说："寐本乎阴，神其主也，神安则寐，神不安则不寐。其所以不安者，一由邪气之扰，一由营气之不足耳。"可见无论何种病因导致失眠均涉及神。此患者失眠因肝而致，治疗从肝入手。

患者有明确的诱因，以认知行为疗法治疗，调整生活作息，增加运动，促进阳气生发。处方以松郁安神方配合磁石，疏肝解郁，重镇安神；有头晕、头痛加天麻、川芎，川芎辛散温通，能上行头目，是治疗头痛的要药，李东垣提出"头痛必需用川芎"；天麻，性甘、平，归肝经，平抑肝阳，是治疗眩晕头痛的要药，不论虚证、实证，随着不同的配伍都可以应用。服药后，睡眠改善，头痛减轻。肝郁犯脾，肝脾不合见到泄泻，加用痛泻要方，调和肝脾，补脾柔肝，祛湿止泻。仍有头晕，加钩藤，清热平肝，息风止痉。服药后，睡眠、头晕、头痛减轻，仍有腹泻，加入五味子，涩肠止泻。本患者服药还注重服药时间的安排，在午后及晚睡前各1次。由于人体阴阳昼夜消长变化规律，以便药效及时发挥。

失眠验案3（认知行为治疗）

患者女，58岁。

主诉：入睡困难3个月，甚则彻夜不眠。

诊治经过：患者因投资失算，自责烦恼而失眠、烦躁、坐卧不宁。患病原因清晰，医患及家属均认为现在首先要有事可做。但选择什么去做，成为难题。

考虑到患者以前喜欢织毛衣，而且织工得到大家认可。但这么多年不需要再织了，自觉手艺没处发挥。因此建议重操旧业，织一件毛衣，每次来复诊除了中药"柴胡疏肝散加味"外，特别询问"毛衣织好了吗"？并承诺毛衣织好，才能把病治好！经过前期良好的医患沟通，患者很认可治疗方法；配合中药，自身主观症状明显减轻，这也加大了患者治疗的信心，患者遵医行为佳。很快，毛衣织好后，睡眠改善，病情痊愈。

按语：建立良好医患关系，科学客观看待失眠，激发患者治疗失眠的内驱力。失眠是一种主观体验，患者尽管有合适的睡眠机会和睡

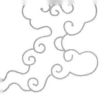

眠环境，依然对睡眠时间和（或）质量感到不满足，影响日间社会功能。临床上80%以上的患者反复诉说着痛苦无比，却很少去探究失眠成因及怎样才能摆脱失眠，并常常对他人的分析建议不认可。许多医者也缺乏耐心和方法与其交流，开点助眠药了事，而助眠药只能对症治标，对于慢性失眠必须探求成因才能治本清源。失眠的成因主要为心理（包括性格、情绪和认知行为不适当）、生理（疾病）和睡眠节律（生物钟）的异常三大类，除了生理疾病，心理和节律方面的原因必须依靠患者认同并改进才能收获效果。因此，良好的医患协同是成因探析和认知行为疗法实施的前提条件。

本例中，选取织毛衣为"药引"，用患者喜欢且擅长的方式，引导患者转移注意力，情绪慢慢得以疏导、调整，让其自我认同感、价值感增加。毛衣织好，说明能静下心来了，病情自然就好了。

附录

黄俊山失眠诊疗规范化方案

第一节 《中医药治疗围绝经期失眠临床方案》[1]

研究背景

围绝经期综合征又称更年期综合征，指妇女绝经前后出现性激素波动或减少所致的一系列以自主神经系统功能紊乱为主，伴有神经心理症状的一组症候群。绝经可分为自然绝经和人工绝经两种。自然绝经指卵巢内卵泡用尽，或剩余的卵泡对促性腺激素丧失了反应，卵泡不再发育和分泌雌激素，不能刺激子宫内膜生长，导致绝经。人工绝经是指手术切除双侧卵巢或用其他方法停止卵巢功能，如放射治疗和化疗等。判定绝经，主要根据临床表现和激素的测定。

围绝经期女性是失眠的高发（或加重）特殊群体，在围绝经期生理、心理和社会的变化因素较多，伴发失眠的比例较大。长期失眠会导致自主神经、内分泌、免疫等多系统功能失调，从而诱发各种疾病，如高血压、心脏病、脑血管疾病、糖尿病、肿瘤、肥胖、焦虑症、抑郁症等躯体及精神心理疾病。女性到了围绝经期，还存在着工作、家庭等众多烦恼因素的干扰，为多事之期、多病之期，自然失眠多发，并且大多数症状类似，出现烘热、多汗、失眠、烦躁四大症状，以上这些因素会加重焦虑、抑郁情绪的发生，而焦虑、抑郁情绪又会导致失眠，从而形成一个恶性循环。

相关研究表明激素替代疗法能够改善围绝经期患者因潮热引起的

---

[1] 本节是黄俊山为世界中医药学会联合会睡眠医学分会拟定《中医药治疗围绝经期失眠临床方案》。

夜间觉醒症状，减少觉醒的持续时间，从而在一定程度内有效地改善围绝经期妇女的睡眠质量。有研究发现对于较为轻微的围绝经期睡眠障碍患者采用睡眠卫生教育或认知行为疗法等非药物治疗手段可能可以取得较好疗效。但是镇静催眠药物治疗存在药物耐受性、药物依赖性和成瘾性、肝肾损害、神经系统损害、呼吸抑制、戒断症状、反跳性失眠等不良反应，长期使用雌激素替代治疗则易增加子宫肌瘤、乳腺癌、子宫内膜癌、卵巢癌等疾病的发病风险。单纯的认知 – 行为疗法治疗时间长，起效慢，不易使患者接受，且限于我国医疗条件不易推广。

中医在围绝经期失眠的治疗中，具有整体论治、心身兼顾的特点。中医复方具有多层次、多靶位点药理学作用，在失眠的治疗中，能够全面调整人体气血阴阳，当睡眠正常后，人体的功能自然会全面恢复正常。因此，中医药治疗围绝经期妇女失眠具有明显优势。

一、围绝经期失眠的概述

（一）围绝经期失眠的定义

1. 中医定义

中医古籍中虽未有对应围绝经期失眠的病名，但在"绝经前后诸证""妇人脏躁""百合病"等与围绝经期综合征有关的论述中均有对围绝经期失眠的论述。

失眠在《黄帝内经》中称为"目不瞑""不得眠""不得卧"，《难经》始称"不寐"，是以经常不能获得正常睡眠为特征的一类疾病。主要表现为睡眠时间、深度不足，轻者入睡困难，或寐而不酣，时寐时醒或醒后不能再寐，重者则彻夜不眠。

2. 西医定义

失眠通常指患者对睡眠时间和（或）质量不满足并影响日间社会功能的一种主观体验，其表现为入睡困难（入睡时间超过 30 分钟）、睡眠维持障碍（整夜觉醒次数 ≥ 2 次）、早醒、睡眠质量下降和总睡眠时间减少（通常少于 6 小时），同时伴有日间功能障碍。

围绝经期失眠是指妇女在绝经前后的一段时间内，由于雌激素水平下降及其释放方式改变，引起入睡困难，早醒，眠浅易醒，醒后续睡困难，同时伴有烘热汗出，潮热盗汗，腰膝酸软，情志异常，记忆力下降等其他围绝经期综合征相关症状。

（二）流行病学

由于女性特殊的生理特征，经历月经、怀孕、生产、哺育胎儿、绝经四个阶段，女性较男性更容易出现睡眠问题。流行病学研究资料显示，虽然围绝经期综合征在不同的种族、人群有不同的表现形式，但围绝经期及绝经后妇女的睡眠障碍发生率比绝经前明显增加。孙东梅等研究发现 64.2% 的（围）绝经期门诊患者睡眠质量较差。据多项围绝经期综合征的大样本流行病学研究资料显示，我国围绝经期妇女的失眠发生率较高，占 30% ~ 60%。日本一项研究显示，约 50.8% 的围绝经期和绝经后妇女存在睡眠障碍。

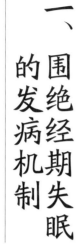

二、围绝经期失眠的发病机制

肾阴虚、肝气滞是围绝经期失眠病理变化的关键环节，肾虚肝郁证是大多数患者的基本中医证型。

（一）阴阳失调是围绝经期失眠的总病机

《灵枢·口问》云："阳气尽，阴气盛，则目瞑；阴气尽，而阳气盛，则寤矣。"《灵枢·大惑论》云："卫气不得入于阴，长留于阳，留于阳，则阳气满，阳气满，则阳跷盛；不得入于阴，则阴气虚，故目不得瞑。"叶天士《医效秘传·不得眠》云："夜以阴为主，阴气盛则目闭而安卧，若阴虚为阳所胜，则终夜烦扰而不眠也。"综上所述，"阴平阳秘""阴阳自和"的状态是维持正常睡眠的必要条件。因此，后世医家多通过协调阴阳来治疗围绝经期睡眠障碍。陈达天认为自然界的阴阳变化有其节律，人体阴阳消长与其相应也有明显的节律，失眠与人体阴阳的消长变化有关，人体阴阳消长决定了睡眠和觉醒的生理活动。朱蕊等认为围绝经期妇女由于体质、疾病、精神及社会家庭环境等因素的影响，体内阴阳在低水平位上失调，阴虚不能纳阳，阳盛不能入阴，阳盛阴衰，阴阳失交而致失眠。李世勇认为围绝经期失眠多由七情、劳倦引起，同时亦与围绝经期女性生理情况相关，其病位以肝、肾为主，其病机乃阴阳失调，以阳盛阴衰，阳盛不入阴，或阴亏不敛阳，阴阳失交，致使心神不安，脏腑功能失和为主。

（二）从肝郁论围绝经期失眠

1. 肝对人的睡眠起着主要的调控作用

刘艳骄认为肝对睡眠的影响主要通过以下三个方面。①肝主疏泄、调情志。②肝藏血、血舍魂。③肝阴制约，使人神魂安宁而安然入睡。《灵枢·本神》说"肝藏血，血舍魂"。王冰曰："肝藏血，心行之，人动则血运于诸经，人静则血归于肝脏。"《血证论》言："肝藏魂，人寤则魂游于目，寐则返于肝。"以上意思是魂随睡眠、觉醒而有动静，人动则血运于诸经，魂游于外，人卧血归于肝，魂返于肝。肝的疏泄条达可助气行血，使气的升降出入有序，血的运行输布如常，血得以正常运藏及归藏，魂才有舍可居，人方可气血调和，精力充沛，心境平和，神魂得养而安宁，睡眠正常。若肝失疏泄，则气血郁滞、神魂失养，则失眠少寐。肝主疏泄、肝藏血功能的正常与否，直接表现为睡眠质量的好坏。

宋代许叔微《普济本事方》云："平人肝不受邪，故卧则魂归于肝，神静而寐。今肝有邪，魂不得归，是以卧则魂扬又离体也。"遵循中医情志致病的思想，失眠与情志有很大关系。王维伟等认为情志异常首先引起脏腑气机失调，阴阳失衡，而所伤脏腑多在肝，若肝之疏泄功能异常而致肝气郁结，疏泄失司，气机不畅，神魂受扰则卧不安宁。程茜认为内伤情志导致的失眠，或因情志不遂，肝气郁结，郁而化火，邪火扰动心神，神不安而失眠；或由五志过极，心火内炽，心神扰动而失眠。按照五行相生理论，肝木与心火乃母子相生关系，且心主神明，肝藏魂，心肝气血充盈，则心神得养，肝魂安藏。若肝血不足或肝失条达，可致心神失养或心神被扰而致失眠。

现代女性因工作、生活压力较大，围绝经期难免出现忧郁恼怒，怒则气上，气机郁滞，郁而化火，肝阴暗耗。肝为风木之脏，体阴而用阳，肝阴不足，阴不潜阳致阴阳失调而导致围绝经期失眠。

2. 女子以肝为先天

叶天士曾言："女子以肝为先天。"陈莲舫则进一步强调："女子以肝为先天，所以诸疾无不关乎肝。"肝藏血，体阴而用阳，以血为本，以气为用。而《灵枢·五音五味》言："妇人之生，有余于气，不足于血。"说明女性肝气易于郁滞而肝血易于不足。《知医必辨·论肝气》亦云："五脏之病，肝气居多，而妇人尤甚。"肝主一身之气化，气机调畅则一身之气和。脏腑之气均赖于肝气的条达。女性情绪易于波动，喜悲善怒，七情内伤，肝首当其冲，易肝气失疏，气血失和，升降失司，上扰心神，心神不安发为失眠。肝经与冲、任二脉相通，女子冲任二脉的气血盛衰，均与肝之疏泄及藏血功能有关。有临床资料显示围绝经期患者常因思虑过度而表现出情志异常，如烦躁易激惹、态度消极、抑郁、紧张焦虑等。故有人从现代病因学特点出发，提出失眠的诸多致病因素中，以精神因素为主，而精神因素又多与肝脏相关，因此主张其病位主要在肝，以肝为中心辨治失眠。肝气郁滞始终贯穿于妇女围绝经期失眠病理演变的全过程。

（三）从阴虚论围绝经期失眠

肝肾同居下焦，肝藏血，肾藏精，肝肾之间存在精血互化、乙癸同源的关系。肝肾阴阳，息息相通，互相制约，协调平衡，二者相互滋生，相互转化，同盛同衰。《素问·上古天真论》曰："七七任脉虚，太冲脉衰少，天癸竭，地道不通，故形坏而无子。"围绝经期妇女多处于"七七之际"，肾气渐衰，天癸将竭，任脉虚，太冲脉衰少，精血已亏，肝肾皆伤。肾阴亏虚，肾水不足以涵养肝木，累及肝阴，出现五心烦热、腰膝酸软、失眠多梦等症状。或情志不遂，气郁化火，耗伤肝阴，营阴不足，肝血衰少，肝脉失于濡养。根据"女子以肝为先天"脏腑所化生气血有余者储藏于肝，下注血海而行经。"肝体阴而用阳"，阴血充足才能柔润养肝，肝阴不足，肝阳上亢就会出现眩晕、失眠、头痛。

三、围绝经期失眠的危险因素及检查评估

（一）围绝经期失眠的危险因素

　　研究发现，退休、独身、A 型性格、优质蛋白及胆固醇摄入量少、生活、经济自评差、与邻居联系交往少、不参加宗教活动、亲人去世、血清性激素水平紊乱是患者出现失眠的影响因素。婚姻问题、生活经济状况与妇女的睡眠质量有相关性。

（二）围绝经期失眠的检查评估

1. 西医评估睡眠

　　在对失眠患者进行诊断、治疗和疗效评估的过程中，需要对患者睡眠质量及心理状态进行评估，包括主观睡眠质量评估和客观睡眠质

量评估。主观睡眠质量评估主要通过匹兹堡睡眠质量指数量表 (PSQI) 和睡眠日记对患者主观睡眠质量进行评价；客观睡眠质量评估通常为多导联睡眠呼吸监测 (PSG) 和体动记录仪。心理状态方面评估主要是通过量表评估，如抑郁自评量表 (SDS)、Hamilton 抑郁量表 (HAMD)、焦虑自评量表 (SAS)、Hamilton 焦虑量表 (HAMA)、应付方式问卷 (CSQ) 等。有研究者发现失眠患者抑郁和焦虑问卷的评分均显著高于正常健康人群。

2. 中医评估睡眠

中医对患者睡眠质量的评估主要有国家卫健委 1993 年制定的《中药新药临床研究指导原则》中"中药新药治疗失眠的临床研究指导原则"的失眠轻重分级标准。

（1）轻度：睡眠时常觉醒或睡而不稳，晨醒过早，但不影响工作。

（2）中度：睡眠不足 4 小时，但尚能坚持工作。

（3）重度：彻夜不眠，难以坚持正常工作。

中医学更侧重患者的症状学特点，缺乏量表和仪器对患者睡眠质量和心理情绪状态的评估。西医对失眠的评估方式无论是种类还是数量都比较多，研究上多以 PSQI 为主，不重视心理状态的评估。对于中西医治疗原发性失眠疗效的评估，如何选择评估手段，需要进一步的评价和论证。

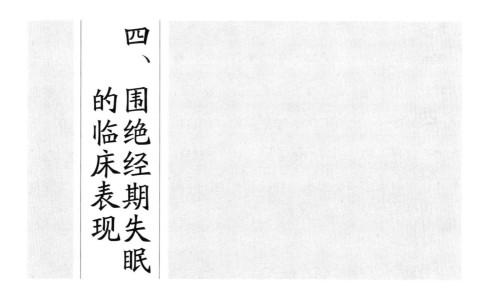

四、围绝经期失眠的临床表现

围绝经期失眠 (menopausal insomnia，MI) 病因及发病机制复杂，主要表现为入睡困难、夜间频繁觉醒、晨间早醒、醒后无法再入睡。根据 MI 症状将其归属于中医学绝经前后诸症和不寐范畴。

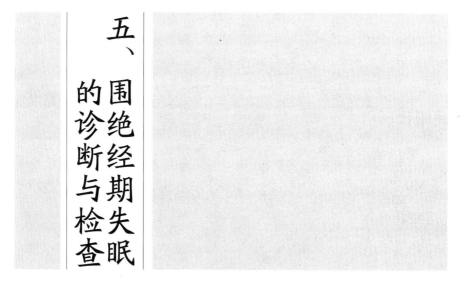

五、围绝经期失眠的诊断与检查

既符合围绝经期综合征的诊断标准，同时也具备失眠的诊断标准才能诊断为围绝经期失眠（MI)。失眠可以只是发生在围绝经期，也可以既往就存在，而在围绝经期表现突出。

1. 西医诊断标准与检查

围绝经期综合征诊断标准

围绝经期综合征的诊断标准参照乐杰主编的供基础、临床、预防、口腔医学类专业用全国高等学校教材《妇产科学（第七版）·人民卫生出版社》和卫健委发布的1997年版《中药新药临床研究指导原则（第三辑）》制定。

（1）年龄在45～55岁之间的妇女。

（2）月经紊乱3个月以上。

（3）症状除月经失调外，有失眠等自主神经失调症状，或有潮热汗出等血管舒缩症状，或有激动易怒、焦虑不安、情绪低落等精神神经症状，或有外阴阴道萎缩、尿频、尿急等生殖泌尿系统症状。

失眠诊断标准

采用2001年制定的《中国精神障碍分类与诊断标准第3版（CCMD-3）》为诊断标准：是一种以失眠为主的睡眠质量不满意状况，其他症状均继发于失眠，包括难以入睡、睡眠不深、易醒、多梦、早醒、醒后不易再睡、醒持不适感、疲乏，或白天困倦。失眠可引起患者焦虑、抑郁，或恐惧心理并导致精神活动效率下降，妨碍社会功能。

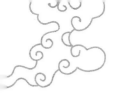

[症状标准]

（1）几乎以睡眠质量不满意为惟一的症状，包括难以入睡、睡眠不深、易醒、多梦、早醒，或醒后不易再睡、醒后不适感、疲乏，或白天困倦等。

（2）具有失眠和极度关注失眠结果的优势观念。

[严重标准]

对睡眠数量、质量的不满引起明显的苦恼或社会功能受损。

[病程标准]

至少每周发生3次，并至少已1个月。

[排除标准]

（1）排除躯体疾病或精神障碍症状导致的继发性失眠。

（2）自主神经系统功能紊乱伴有神经心理症状的症候群。

（3）精神神经症状：临床特征为围绝经期首次发病，多伴有性功能衰退，有2种类型。①兴奋型：表现为情绪烦躁、易激动、失眠、头痛、注意力不集中、多言多语、大声哭闹等神经质样症状。②抑郁型：表现为烦躁、焦虑、内心不安、甚至惊慌恐惧、记忆力减退、缺乏自信、行动迟缓，严重者对外界冷淡、丧失情绪反应，甚至发展成严重的抑郁性神经官能症。据统计绝经妇女中精神神经症状发生率为58%，其中抑郁78%、淡漠65%、激动72%、失眠52%。约有1/3有头痛、头部紧箍感、枕部和颈部疼痛向背部放射。也有人出现感觉异常，常见的有走路漂浮、登高眩晕、皮肤划痕、瘙痒及蚁走感，咽喉部异物梗阻（俗称梅核气）。

围绝经期失眠的辅助检查

[检查项目]

（1）多导睡眠图(RSG)检查包括心电图(ECG)、呼吸、血压、脉搏、睡眠结构图、REM睡眠所占的百分比、NREM睡眠所占的百分比、血氧饱和度、脑电图(EEG)、眼球运动、肌电图、鼾声频谱分析等。

（2）心理学量表。

[排除标准]

（1）继发性失眠及外界环境干扰因素引起失眠者。

（2）合并有心、脑血管，肝、肾和造血系统等严重原发性疾病及精神病者。

（3）原因不明的阴道不规则出血未治愈者。

（4）合并乳腺肿瘤、卵巢切除、卵巢器质性病变、卵巢功能早衰、多囊卵巢综合征、高催乳素血症者。

[测量指标]

对于失眠的评价指标，可以参考使用国际上通用的阿森斯失眠量表、匹斯堡睡眠质量量表、失眠临床观察调查表(SPIEGEL量表)。

2. 中医诊断标准

围绝经期综合征诊断标准

围绝经期综合征的诊断参照1997年版《中药新药临床研究指导原则（第三辑）》制定的诊断标准。①年龄在41～60岁的妇女，已经绝经或月经紊乱史（3个月以上一次），伴有典型的烘热汗出症状，可伴有烦躁易怒、心悸失眠、胸闷头痛、情志异常、记忆力衰退、血压波动、腰腿酸痛等症。②内分泌测定：促卵泡激素 (FSH)、促黄体生成激素 (LH) 升高，雌二醇 (E2) 降低（低于卵泡早期水平）。

失眠诊断要点

失眠的诊断参照卫健委发布的 1993 年版《中药新药临床研究指导原则（第一辑）》和中华中医药学会发布的 2008 年版《中医内科常见病诊疗指南·中医病证部分》制定。

（1）入寐困难或睡而易醒、醒后不能再睡，甚至彻夜难眠，连续 4 周以上。

（2）常伴多梦、心烦、头痛头昏、心悸健忘、神疲乏力等症状。

（3）无妨碍睡眠的其他器质性病变和诱因。

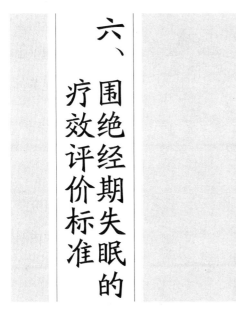

六、围绝经期失眠的疗效评价标准

疗效评价参照 2002 年《中药新药临床研究指导原则》中"中药新药治疗失眠的临床研究指导原则"的疗效标准评定及 WHO 最新颁布的失眠临床疗效判断标准评定。

WHO 颁布的失眠临床疗效判断标准如下。

痊愈：睡眠时间恢复正常或夜间睡眠时间增加至 6 小时以上，睡眠深沉，醒后精力充沛，睡眠效率 75% 以上。

显效：睡眠明显好转，睡眠时间增加 3 小时以上，睡眠深度增加，睡眠效率 65% 以上。

有效：症状减轻，睡眠时间较前增加不足 3 小时，睡眠效率 55% 以上。

无效：治疗后失眠症状无明显改善或反而加重。

睡眠效率计算方法：睡眠效率 = 睡眠时间 / 起床时间 – 上床时间 × 100%。

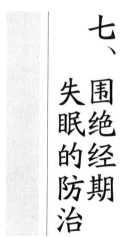

七、围绝经期失眠的防治

（一）预防

（1）失眠为心身疾病，故调摄精神状态，使喜怒有节，心情舒畅，心神安宁，则失眠即可避免或减轻。

（2）劳逸结合，越是紧张的工作，越要注意休息，使身劳和心劳相互协调。

（二）护理方法

（1）基础护理：①对失眠患者首先要针对病因，耐心细致地做好心理工作，进而消除紧张和忧虑。②睡前避免酒精、咖啡因和尼古丁。③睡时关闭音响，拉好窗帘，关闭灯光，养成良好的睡眠习惯。④及时治疗相关疾病。

（2）改善睡眠用具：选择适合自己睡眠习惯的睡眠用具，或功能性睡眠用具。

（3）健康教育方法：①建立合适的睡眠环境。②睡眠前有放松时间。③将一切与睡眠无关的东西从卧室中清除。④避免在担心睡不着上花时间。⑤傍晚或清晨进行适当锻炼。

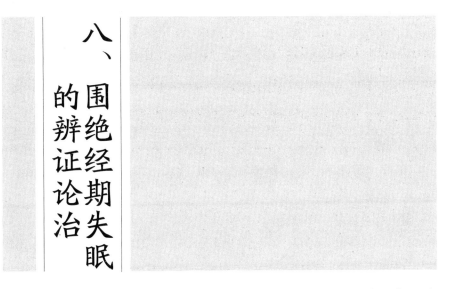

八、围绝经期失眠的辨证论治

研究表明月经紊乱者以肝郁脾虚证、心脾两虚证和肾虚肝郁证为主，绝经者以脾肾阳虚证和肾阴阳两虚证多见，而心胆气虚证的失眠患者发生月经紊乱和绝经的例数相当。

（一）中医辨证论治

参照国家技术监督局 1997 年实施的《中医临床诊疗术语·证候部分 GB/T16751.2-1997》，结合失眠辨证分型研究现状，得到各证型的辨证要点。同时符合失眠的诊断标准及各证型的辨证要点即可诊断。

1. 肝郁化火

证候：心烦不能入睡，烦躁易怒，胸闷胁痛，头痛面红，目赤，口苦，便秘尿黄。舌红，苔黄，脉弦数。

病机：恼怒郁闷，肝失条达，气郁化火，上扰心神而失眠。

治法：疏肝泻火，镇心安神。

方药：丹栀逍遥散、龙胆泻肝汤。

加减："火郁发之"，可根据辨证加入郁金、合欢皮、香附、甘松等疏肝解郁之品。

2. 痰热内扰

证候：睡眠不安，心烦懊恼，胸闷脘痞，口苦痰多，头晕目眩。舌红，苔黄腻，脉滑或滑数。

病机：生活不规律，烟酒、饥饱无度，痰浊宿食壅遏于中，积而生热，痰热扰动心神。

治法：化痰清热，和中安神。

方药：温胆汤。

加减：可选加胆南星、远志、薏苡仁、茯神、神曲、莱菔子、黄连等。

3. 阴虚火旺

证候：心烦失眠，或时寐时醒，手足心热，头晕耳鸣，心悸，健忘，颧红潮热，口干少津。舌红，苔少，脉细数。

病机：思虑烦闷、房劳过度，暗耗肾阴，阴不潜阳，虚火扰神。

治法：滋阴降火，交通心肾。

方药：知柏地黄丸、黄连阿胶汤、朱砂安神丸。

加减：可选加生地、女贞子、地骨皮、龟板、胡黄连、银柴胡等。

4. 心脾两虚

证候：多梦易醒或朦胧不实，心悸，健忘，头晕目眩，神疲乏力，面色不华。舌淡，苔薄，脉细弱。

病机：思虑过度、年老久病、饮食劳倦，致气亏血少，心神失养。

治法：补益心脾，养心安神。

方药：归脾汤。

加减：可选加首乌藤、熟地黄、五味子、白芍、柏子仁等。

5. 心虚胆怯

证候：夜寐多梦易惊，心悸胆怯。舌淡，苔薄，脉弦细。

病机：素体虚弱、悲观多愁，或暴受惊骇而心胆虚怯，心神不宁而失眠。

治法：益气镇惊，安神定志。

方药：安神定志丸合酸枣仁汤。

加减：可选加生龙牡、灵磁石、紫石英、珍珠母等。

6. 肝郁脾虚

证候：胸闷，咽中如有阻塞，急躁易怒，食少便溏，面不华。舌淡胖、齿痕，苔薄，脉弦细。

病机：素体虚弱、多虑，忧思伤脾而致心神不宁而失眠。

治法：疏肝健脾，养心安神。

方药：半夏厚朴汤。

加减：可选加五味子、炒白术、合欢花、北柴胡、黄芪等。

7.肝郁阴虚

证候：女性绝经前后出现烘热，汗出，烦躁，失眠，颧红。舌暗红，少苔，脉弦细数。

病机：天癸衰少，肾阴虚不足以制阳，肾水不能上济心火，心神不宁而失眠。

治法：滋阴降火，敛汗安神。

方药：更年安神方。

组成：可选加地骨皮、合欢皮、银柴胡、酸枣仁、山茱萸等。

（二）非药物疗法

1.针灸疗法

针灸安眠古代即有记载，针灸治疗失眠的机理在于针灸能协调阴阳，扶正祛邪，疏通经络，从而达到改善睡眠的目的。《灵枢·根结》云："用针之要,在于知调阴与阳。调阴与阳……使神内藏。"针灸包括针法和灸法。

可选穴：内关、神门、太阳、申脉、照海、四神聪、百会和安眠穴，气郁者可以配合合谷、太冲；瘀血质者可配合膈俞；阴虚者可配合心俞、脾俞、胃俞等。

2. 耳穴压豆

陈美莉对120例失眠患者耳穴压豆法疗效观察，耳与经络、脏腑关系甚为密切，脏腑经络的不和应与耳，通过刺激与脏腑对应的耳穴，可以调节各脏腑的对应活动，治疗失眠。

耳穴贴压：可选双侧心、神门、皮质下、神门、肾、心、脑干、阳性反应点。

3. 推拿治疗

推拿疗法可以在一定程度上改善睡眠状况，提高睡眠质量并可以明显地缓解与消除由于失眠而引起的身体不适等伴随症状，疏通经络，改善气血循环。姜铮对25名失眠患者进行推拿治疗，治疗有效率达88%。

4. 音乐疗法

根据五音与体质的关系治疗失眠。气郁质者给予欢快的音乐疗法，创造兴奋点；阴虚质者，给予柔和的古典音乐，缓解躁动情绪，使患者沉醉于那种环境中；瘀血质者，同样给予柔和音乐。

5. 熏蒸、足浴

用蒸汽足浴刺激足部穴位，对失眠起到上病下治的作用。足三阳循行止于足部，足三阴经始于足部，故足部六经交汇，穴位遍布，刺激足部穴位可更好地调整阴阳，疏通经络，改善睡眠。

6. 正念冥想、打坐、呼吸调节

通过集中注意力，能起到调神助眠的作用，临床有一定效果。Wong等对216名失眠患者的研究发现，正念治疗能有效缓解失眠症状。关于打坐和呼吸调节，目前尚缺乏高质量的循证依据。

7. 运动治疗

规律适当地运动（有氧运动、快速步行等）有利于改善大脑供血，缓解不良情绪，治疗失眠。其理论依据可能与人脑内的5-HT及其相关代谢物于运动性中枢疲劳的关系相关。

8. 导引

导引既能调节自身阴阳平衡脏腑协调，又能使人体与自然环境和谐统一，符合中医的整体观念，是一种持久、绿色、有效的治疗措施。周珏阅读了2009—2015年的文献，整理治疗失眠的导引功法有养身功、五禽戏、八段锦、易筋经、气功、气息导引法等。

9. 心理治疗

心理治疗除了改变患者的不良心理以及行为因素，还能增强患者自我控制失眠障碍的信心。主要包括睡眠卫生教育、刺激控制疗法、睡眠限制、放松训练和认知行为治疗（cognitive behavioral therapy for insomnia,CBTI）。

（三）睡眠卫生宣教

可控外源性因素是睡眠卫生教育的关键，它们多是加重持续失眠的主要影响因素。大多失眠患者有不良的睡眠习惯，这也多与其有错误的睡眠观念有关。睡眠卫生教育就是针对不良睡眠习惯进行分析，帮助失眠患者找到失眠形成的原因，建立良好的睡眠习惯，从而治愈失眠的手段。

1. 刺激控制疗法

本疗法可作为独立的干预措施应用。通过减少卧床时的觉醒时间来消除患者存在的床与觉醒的消极联系，恢复卧床作为诱导睡眠信号的功能，使患者易于入睡，重建睡眠 – 觉醒生物节律。

2. 睡眠限制

失眠患者往往企图用延长卧床时间来增加睡眠机会，结果往往使得睡眠质量更加下降。该疗法通过缩短夜间睡眠的卧床时间，增加入睡的驱动能力，提高睡眠效率。

3. 放松训练

放松训练可以缓解上述不良体验，要求患者对自己睡眠有足够的了解，对睡眠不切实际的期望进行纠正。如八段锦、太极拳、松静功等。

4. 认知行为疗法

失眠患者因为对睡眠不切实际的期望和过度的担心，导致睡眠警觉性增高，情绪紧张，而这又会反过来影响患者的睡眠质量。

此类疗法主要针对慢性失眠，是一系列治疗技术的概括，在实施时多不考虑失眠的病因。已有多项随机对照试验的结果表明认知行为疗法能有效治愈原发性失眠，研究显示其能缩短入睡潜伏期、减少夜间觉醒次数、缩短觉醒持续时间、延长总睡眠时间。

5. 物理治疗

药物治疗的副作用及可能产生的耐受和依赖使患者不可能长期使用；心理治疗的过程复杂、周期长。因于上述疗法的局限性，《中国失眠障碍诊断和治疗指南》还介绍了物理治疗，将其作为失眠的辅助治疗。主要有光照疗法、重复经颅磁刺激（TMS）、生物反馈疗法、电疗法等。此外，非药物治疗还包括矛盾意向、多模式疗法、音乐疗法、催眠疗法等疗法，但缺乏大样本的对照研究作为循证依据。

6. 饮食疗法

脾胃运化失调可影响心、脑的主精神神志功能，该类患者可多吃含纤维的水果和蔬菜，如玉米、桃子、苹果、笋干、芹菜、藕等，有利于清肠。以药膳调理偏颇体质。如：给予阿胶鸡子黄方用于纠正阴虚质，甘麦大枣粥以改善气郁质，桃仁五味子蜂蜜糊以调理瘀血质。后天饮食不节者，给予睡前半小时服用健脾消食之剂。倡导睡前不宜过饥过饱，从而预防中医的"胃不和，卧不安"。日常重视调节脾胃功能，达到未病先防的目的。

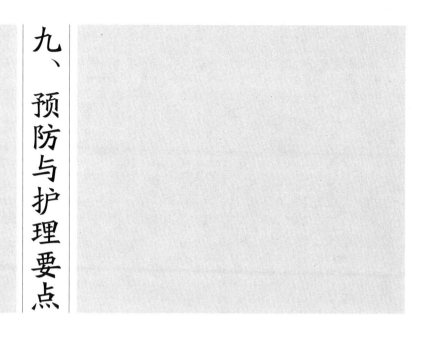

九、预防与护理要点

普及预防失眠的有关知识，推广中医养生文化和健康生活方式。根据易患失眠者的体质特点分别从精神、饮食、起居、运动锻炼及药膳等方面进行调理。

（1）医疗保健人员应积极主动对围绝经期妇女进行卫生保健知识的宣传教育，帮助他们掌握必要的科学知识，消除恐惧与疑虑，以乐观和积极的态度对待围绝经期。

（2）对围绝经期妇女的家人，主要是对她们的丈夫也要进行卫生保健知识的宣传，帮助他们了解妇女围绝经期可能出现的症状，在一旦出现某些神经功能失调症状时，应给予关怀、安慰、鼓励和同情。

（3）围绝经期妇女最好半年至1年进行1次体格检查，包括妇科检查和防癌检查，有选择地做内分泌检查。医疗保健人员应向围绝经期妇女提供优质咨询服务，帮助他们预防围绝经期综合征的发生，或减轻症状缩短病程。

（4）绝经前行双侧卵巢切除术者，适时补充雌激素。

十、问题与展望

大量的临床研究资料显示，中药或者联合疗法对于围绝经期失眠的治疗有效，但是迄今为止，在国内还没有一个统一、公认的中医辨证分型方法，临床医师常根据自己的经验来辨证分型、选方用药，而且患者的病程、治疗时间等不同，也就使得对该病的研究缺乏统一的标准。文献中较少提及不良反应，并且缺乏客观的多导睡眠图的支持，部分文献并没有设置对照组，而设置对照组的文献中大多数为中西药对比或者中药与中西药联合对比，实验设计不尽合理。多中心、客观监测脑电图、多组之间比较是未来研究睡眠问题的发展方向。在严格的科研设计下采取临床流行病学的方法，对围绝经期失眠各证候要素进行系统地、逐一地辨析、分解、鉴别，然后提出相对规范客观的辨证分型方法，这样的研究将成为未来的主流。

第二节 《管理个体人健康状态风险
——失眠防治的 KY3H 健康保障服务方案》[1]

失眠是本人对自己睡眠的时间和（或）质量不满足并影响到白天功能的一种主观感受。失眠在临床上主要有两种类型，入睡困难和续睡困难。即从躺在床上准备睡觉到睡着的时间或夜间醒后再入睡时间超过 30 分钟甚至彻夜未眠。

随着社会的发展和疾病谱的变化以及人们生活节奏的加快，升学、就业、婚姻、家庭等各方面的压力接踵而至。许多人精神常处于一种高度紧张状态，再施加压力就很可能引起忧虑、紧张、激动、思虑过度而失眠；失眠又可导致焦虑、抑郁、自杀、精神失常、强迫症、神经官能症等神经精神疾病的发生。

人的一生有 1/4 ~ 1/3 的时间在睡眠中度过。长期睡眠不足，会使人感到困倦、烦躁、郁闷、紧张不安等。失眠对工作和生活造成的负面影响主要有：白天陷入睡眠状态；感觉疲惫不堪；注意力不集中；记忆力下降；遇事犹豫不决；烦躁；沮丧；意外事故和受伤的危险性增加等。因此 2001 年国际精神卫生和神经科学基金会主办的全球睡眠和健康计划发起了一项全球性的活动，将每年 3 月 21 日定为"世界睡眠日"，其目的就是唤起人们对睡眠障碍防治的重视。

---

[1]本节为黄俊山应"中医药中国行"的要求拟定的健康保障服务方案。

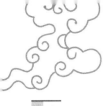

一、失眠防治概述

（一）流行病学

随着社会的进步，竞争越来越激烈，失眠的发病率越来越高。王刚等使用匹兹堡睡眠质量指数量表（PSQI）对一般人群睡眠质量进行了调查，结果是一般人群中 43.8% 的人 PSQI 总分 > 7 分，睡眠质量较差；已婚者明显高于未婚者（$P<0.05$），46 ～ 65 岁为失眠高发年龄段（57.5%）。这可能与已婚者较未婚者要承担更多家庭负担、生活压力有关，而 46 ～ 65 岁人群处于中老年阶段，既要赡养高龄老人，又要关注子女的教育、婚姻，而本人又处在疾病的高发期，比其他的年龄段面临更多的生活压力密切相关。

失眠对记忆力的影响较大。在无失眠的人群中，记忆有问题的仅占 29%，在偶发性失眠者中占 44%，而在慢性失眠者中占 53%。失眠对劳动安全及工作能力也有影响，无失眠者完成工作的能力为 85%，与疲劳相关事故的发生率为2%;慢性失眠者完成工作的能力为69%,与疲劳相关事故的发生率达到5%。此外,持续失眠是非典型抑郁患者的危险因子和先兆,易产生焦虑、酗酒和滥用药物等问题。失眠常作为精神分裂症和其他精神疾病早期临床症状之一。失眠造成相当一部分人群处于"亚健康"状态。

2002年WHO的全球失眠调查显示我国有43.4%在过去的一年中有过不同程度的失眠。另根据2006年中国6城市睡眠调查报告,普通成年人在一年内有过失眠的比例高达57%,其中53%症状超过一年。据推测,未来几年我国失眠的发生率将会以每年3.5%的速度递增。因此做好群体的失眠防治工作具有重要意义。

（二）现状与防治措施

失眠作为一个世界性的问题,各国在防治措施上各有其特点。在美国,有5000多家睡眠指导中心对失眠患者提供医疗帮助。在印度,修炼瑜伽被认为是治疗失眠的好方法。我国目前的认知心理疗法与药物疗法往往能帮助患者取得部分疗效,但由于睡眠与觉醒的机制未明确,患者对镇静催眠药物其肝肾毒性与依赖性等不良反应缺乏足够了解,不愿意使用镇静催眠药物,而常求诊于中医。运用中医中药防治失眠是中国的一大特色。中医药在该领域从基础理论到临床实践均积累了丰富的经验,值得推广。

现在对失眠的防治主要为非药物疗法和药物疗法。多数人不知道药物治疗以外的治疗方法。在我国普通人群中对失眠采取的对策有:

服安眠药 33.4%，少喝茶、咖啡 32.9%，主动就诊 22.3%，喝中药 14.5%，喝酒 13.1%。总体治疗满意度为 45.9%。患者中存在许多认识误区和采用防治方法欠妥当。

失眠的机制比较复杂，要想有效地解除失眠困扰，关键要从 3 方面入手：一是寻找并消除失眠的诱因；二是正确对待失眠、解除思想负担；三是适当地采用药物和非药物疗法进行防治。

1. 找出形成失眠的原因

是否因某些疾病干扰了正常睡眠

躯体疾病：某些疾病引发的咳嗽、哮喘、疼痛、心悸、夜尿频等症状，自然会影响睡眠。可能影响睡眠效果的常见疾病有脑血管疾病、癌症、甲状腺功能亢进、垂体功能亢进、肾上腺皮质功能亢进、糖尿病、溃疡病、高血压、前列腺肥大等。

精神疾病：包括精神分裂症和反应性精神病。

是否因心情扰乱了正常睡眠

如焦虑紧张、烦躁不安、惊恐、情绪抑郁等都会扰乱正常的睡眠。

是否因环境破坏了正常睡眠

如噪声、强光、过冷、过热、空气污浊、蚊虫叮咬等，也包括环境的改变与不适应，如乘飞机、火车、轮船出差，乘飞机跨洲际的时差等，一般要经过一段时间才能适应。睡前激烈活动与过度兴奋，如看刺激性强的影视节目、书刊，在歌舞厅玩得太久等也会破坏正常睡眠。

是否因药物影响了正常睡眠

许多中枢神经兴奋药均有可能导致失眠，最常见的如咖啡因、去甲麻黄素、哌甲酯（利他林）等。有些非中枢神经兴奋药物也能影响睡眠，如：氨茶碱、阿托品、异烟肼、某些激素等。

找到影响睡眠的因素，并进行针对性地予以解除，便可安然入睡。

2. 非药物防治方法

（1）光疗：可促进松果体分泌褪黑素，还能调节人体昼夜节律起搏器，可用于治疗睡眠时相延迟或提前综合征，使睡眠—觉醒节律同步化、正常化。

（2）放松练习：夜间预期性焦虑是造成失眠的重要原因之一，放松练习可以通过减少精神和躯体的紧张来缓解失眠，如瑜伽、气功等。

（3）心理方法：失眠心理治疗以教育式心理治疗为主，往往与心理咨询同时进行；也有主张认为失眠心理治疗要配合较长时间的生物反馈治疗，主要适用于以情绪因素为主的疾病，如神经衰弱、癔症、心因性抑郁症和焦虑状态等。具体而言失眠心理治疗包括以下方面：耐心倾听患者的倾诉，对患者讲清睡眠与失眠的基本知识，使患者纠正一些对失眠的错误认识，从而消除恐惧心理，努力转移患者对失眠的关注，鼓励其多参加文娱、体育活动，寻找新的精神寄托和兴奋点，保持愉快心情。

（4）饮食方法：晚饭不要吃得过饱，睡前喝点牛奶或者食醋加

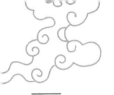

白开水，多吃含纤维的水果和蔬菜，如玉米、桃子、苹果、笋干、芹菜、藕等，有利于清肠。小肠和心相表里，肠清心火则不旺。也可以吃些补肾阴的龟、鳖等，以达到滋阴降火、水火相济、心肾交通的目的。晚餐可以吃远志枣仁粥，此粥有宁心安神、健脑益智的功效，可治老年人血虚所致的惊悸、失眠、健忘等症。

（5）体育锻炼：参加适度的体能锻练，如跑步、游泳、爬山、球类运动、旅游等，也可以参加适度的劳动。锻炼有利于阴阳气血平衡，消耗一定的体能可促使大脑休息，有助于晚上的入睡。同时锻炼能转移患者过度关注的焦点，使其更快地摆脱烦恼。积极锻炼能把患者的白天安排得满满当当，做到满负荷工作或学习，疲累一天后便于晚上入睡，做到张弛有度，形成合理的人体生物钟。

3. 用药治疗

（1）西药：现代用药治疗的原则首先是去除病因和对症治疗，即疼痛者止痛、咳嗽者止咳、喘息者平喘、瘙痒者止痒等。没有病因的慢性失眠患者，给予服用镇静催眠药。从19世纪60年代起，苯二氮䓬类（BZS）和非苯二氮䓬类，是目前临床上治疗失眠使用最多的两类镇静催眠药。其中短效的有咪达唑仑、三唑仑等，中效的有阿普唑仑、艾司唑仑，长效的有硝西泮、氟基安定等。19世纪90年代末的非BZS类有酒石酸唑吡坦（思诺思，Stinox）、佐匹克隆（zopiclone）、扎来普隆（zaleplon）、美乐托宁（melatonin）等。另外，临床上常使用外源性褪黑素来调整睡眠节律失调性睡眠障碍。应注意苯二氮䓬类可以引起很大的后遗效应。研究显示，应用苯二氮䓬类药物会导致严重的药物后遗效应，如发生驾车事故、生理功能下降和认知损害，还会引起短期学习与记忆功能的下降以及产生对促眠药的依赖性。

（2）中医药：①调和阴阳治失眠，如加味酸枣仁汤。②调肝理脾治失眠。③疏肝和胃治疗失眠。④安神镇肝治疗失眠，如安神镇肝汤。⑤活血化瘀治失眠，以血府逐瘀汤加减。中医药治疗失眠因为副作用少，且效果明显，不容易反弹，所以受到人们的重视。

（三）中医对失眠的认识

1. 失眠与阴阳寤寐学说

中医称失眠为"不寐"。主要与阴阳学说、心神学说、脑髓学说、营卫学说有关。中医认为，睡眠与觉醒的寤寐变化符合天人相应和脏腑经络的生理病理变化规律。《灵枢·口问》论睡眠："卫气昼行于阳，夜半则行于阴。阴者主夜，夜主卧……阳气尽，阴气盛则目瞑；阴气尽而阳气盛，则寤矣。"《灵枢·营卫生会》也通过对营卫二气的生成、运行和会合的论述，来讲解睡眠的节律。"卫气行于阴二十五度，行于阳二十五度，分为昼夜，故气至阳而起，至阴而止。"起、止在此指寤与寐。张志聪注释此句为："气至阳则卧起而目张，至阴则休止而目瞑。"从而解释了人为什么要睡觉，并且是晚上睡白天起，人体睡眠和觉醒的产生是按照日夜节律而交替出现。反映在病症中有"病而不得卧者，何气使然，……卫气不得入阴，常留于阳，留于阳则阳气满，阳气满则阳跷脉盛，不得入于阴则阴气虚，故目不瞑。病目而不得视者，何气使然……卫气留于阴，不得行于阳，留于阴则阴气盛，阴气盛则阴跷脉满，不得入于阳则阳气虚，故目闭"。

随后在张仲景的《伤寒论》中对其病机有了进一步的认识，有记载"虚劳虚烦不得眠"的经典论述，并提出了治疗一些失眠的方剂如"桂枝龙骨牡蛎汤"。张景岳在《景岳全书·不寐》对不寐的病因作了精辟的分析："不寐证虽病有不一，然惟知邪正两字则尽之矣。寐本乎阴，神其主也。神安则寐，神不安则不寐；其所以不安者，一由邪气之忧，一由营气不足耳。有邪者多实，无邪者多虚。"此外，在《类证治裁·不寐》篇中也提到："阳气自动而之静，则寐；阴气自静而之动，则寤；不寐者，病在阳不交阴也。"可见古代中医对失眠的认识和治疗已经有了相当的经验积累。

2. 失眠与脏腑的关系

《素问·灵兰秘典论》说："心者，君主之官，神明出焉。"《灵枢·本神》曰："所以任物者谓之心。"《灵枢·邪客》篇云："心者，五脏六腑之大主。"心主神明，又称藏神。人的精神、意识、思维活动，分而属于五脏六腑，合而统领于心。中医通过"心"的活动来管理人体五脏六腑的功能。一旦心失去了"君主"功能，就容易引起各种疾病。内外致病因素影响到心，易导致心神不安，而产生失眠。如心火不能温煦肾水，或肾阴虚不能上济心火致水火失交引起失眠。心与小肠为表里，经脉相互络属，小肠有病可循经上犯心君，心火下移小肠而出现尿频、尿赤、尿痛伴心烦失眠。

失眠与脑关系也相当密切。李时珍在《本草纲目》中载"脑为元神之府",为人神之所居,主宰人体的生命活动和精神意识活动。《类证治裁》记载"脑为元神之府,实记忆所凭也"。《医林改错》说"灵机记忆在脑",张锡纯《医学衷中参西录》说"脑中为元神,心中为识神。元神者,藏于脑,无思无虑,自然虚灵也;识神者,发于心,有思有虑,灵而不虚也"。当心血无法濡养清窍时,就会出现失眠或者嗜睡。故失眠与脑的关系紧密,在治疗失眠时很多医家都在倡导镇静安神的同时,兼顾脑的功能,给予醒清窍的药物如远志、菖蒲等。同时,人体是一个有机的整体,失眠与其他脏腑都有着紧密的联系。诸如肝藏血、肺藏魄、脾藏意、肾藏志等均与失眠有关。心主血脉,心主血脉功能紊乱时,肝藏魂的功能就受损,也会出现睡眠质量下降,表现为失眠多梦;脾的运化无力,心血化生之源匮乏,以致心脾两虚,心神失养会导致失眠。因此,防治失眠不能只从心脑论治,应该有整体观,从整体观着手逐个分析,才能辨证精确,防治有效。

二、失眠防治的 KY3H 健康保障服务概要

（一）失眠防治的服务理念

1. 管理风险

通过建立个体人健康档案，动态辨识、评估及管理个体人健康状态风险。即在罹患失眠前、罹患失眠中、失眠治疗缓解后三个阶段中，管理失眠发生、发展和变化的六个风险因素。

2. 三防一（协）治

针对所有人群，系统维护、提升和改善个体人整体功能状态，实现预防病前病、病中病、病后病，以及（协助）治疗失眠。

（1）预防"病前病"——针对未病、欲病之人（健康、亚健康

和高危之人），在罹患失眠前"治其未生、治其未成、治其未发"；（"病前病"指：失眠"生、成、发"前的整体功能状态失调）。

（2）预防"病中病"——针对已病之人（疾病之人），在罹患失眠中，"治其未传"，并预防和减少医源、药源性疾病；（"病中病"指：失眠"传、源"所引发的整体功能状态更失调）。

（3）预防"病后病"——针对欲病之人（康复之人），在失眠治疗缓解后，"瘥后防复"（"病后病"指失眠缓解后，"复"所引发的整体功能状态再失调）。

（4）（协助）治疗失眠——针对已病之人（疾病之人），依靠优质医疗资源，以便做到"既病早治"。

（二）慢性失眠防治的服务准则

KY3H健康保障服务（失眠）防治的准则是：以个体人健康状态（整体功能状态）为基础，以管理失眠六个风险因素的发生、发展和变化为手段，以系统维护、提升和改善个体人健康状态为目标，提供个体、系统、全程服务。

1. 辨识规范

辨识规范是指《（失眠）KY3H个体人健康状态辨识规范》（见表8-1至表8-3）。本辨识规范依据中医理论并结合现代医学及其他科学技术，针对失眠的个体的整体功能状态设计。宏观上体现于个体人的体质、性格偏向等；中观上体现于个体人的脏腑、经络、气血、生存质量状态及证候等；微观上体现于生理生化参数、组织形态／功能"影像"和高危因素等。由此制定的"宏、中、微"三观既相互关联，又各自独立的。《（失眠）KY3H个体人健康状态辨识规范》依此进行个体人（服务对象）的健康状态分类和风险评估。其中包括状态评估（三种人八类状态）和风险评估（六个风险因素）。

健康状态分类与评估

健康状态分类是指三种人的八类状态，即未病之人、欲病之人、已病之人三种；未病之人的健康态、未病态二种状态；欲病之人的轻、中、重三种状态，已病之人的轻、中、重三种状态。（见表8-2）

风险因素

风险因素是指个体人失眠发生、发展、变化和转归规律的因素，包括生、成、发、传、复及源六个风险因素。（见表8-3）

2. 方法要素

方法要素是指针对失眠，管理个体人健康状态风险的诊察、判断、预防、治疗及保险的要点。

诊察："辨、筛并举"，辨识（检／监测）个体人健康状态参数。

判断："状态、风险"，评估出个体人的健康状态的分类和"风险群"。

预防："调、管并举"，调、管个体人健康状态。

治疗："调、治并举"，调、治个体人健康状态。

保险：保个体人的健康状态风险。

表 8-1《失眠 KY3H 个体人健康状态辨识规范》

"未病之人"中"健康态"和"未病态"的判断依据及风险

状态	判断依据（需同时满足以下条件）	风险
健康态	（1）体质 0 级； （2）脏腑、经络功能 0～1 级； （3）无中医辨证的相关证候； （4）各项理化检查指标无异常； （5）无失眠的内、外相关因素； （6）无抑郁、焦虑等不良情绪	"生"的风险：发生失眠危险因素的风险。 具体包括： （1）体质、性格偏颇的加剧； （2）存在未解决的重大生活事件和心理冲突，易感因素或高危因素的增多：上班族、长期服用对睡眠有不利影响的药物、围绝经期人群、不良生活习惯等。但无失眠的直接始动因素（或病因），如脑卒中、高血压、血容量不足、呼吸系统疾病史，无夜尿频等；无中医心系疾病的相关证候
未病态	（1）体质 0～1 级； （2）脏腑、经络功能 0～1 级； （3）无中医辨证的相关证候； （4）各项理化检查指标无异常； （5）有失眠的危险因素。 满足上述指标去除"健康态"人群	

表 8-2《失眠 KY3H 个体人健康状态辨识规范》

"欲病之人"中轻、中、重的判断依据及风险

状态	判断依据 （需同时满足以下条件）	风险
欲病之人 （轻）	（1）体质类型 0～1 级，经调体论治可纠正偏颇的体质； （2）脏腑、经络功能 0～1 级； （3）出现中医证候，经辨证论治可消除中医证候； （4）有或没有失眠的易感因素，如上班族，有常饮浓茶、咖啡史； （5）有失眠的病因或始动因素，病程处于早、中期且病情稳定。如脑卒中在恢复期中、高血压病，但病情控制稳定等	（1）"成"的风险：内部或外部致病诱因导致失眠病理因素生成的风险。包括：①失眠病前常见体质如肝郁郁化火、痰热内扰、阴虚火旺、心脾两虚、心虚胆怯等的形成。②失眠患者先天禀赋不足，或后天饮食不节、劳累过度，易感受外邪。③会引发失眠相关病症：甲状腺功能亢进、高血压、痛风、高血压、糖尿病、脑卒中后遗症期等病以及咳嗽、哮喘、疼痛、心悸、夜尿频等症状； （2）"发"的风险：失眠发生的风险； （3）"复"的风险：失眠经过治疗稳定后，各种病因和诱因在一定条件下可以出现疾病发作或加重
欲病之人 （中）	（1）体质类型 2 级，经调体论治可部分纠正偏颇的体质； （2）经辨证论治可减轻中医证候； （3）有失眠的易感因素； （4）有失眠的始动因素，病程处于早、中期但病情不稳定，如饮茶、浓咖啡 5 年以内、高血压糖尿病病程在 10 年以内，病情不稳定者	
欲病之人 （重）	（1）体质类型 3 级，经调体论治较难纠正偏颇的体质； （2）经辨证论治较难缓解中医证候； （3）有失眠的始动因素且病程相对较长且不稳定，如饮茶、浓咖啡在 5 年以上、高血压、糖尿病病程在 10 年以上，血压控制不佳	

表 8-3《失眠 KY3H 个体人健康状态辨识规范》

"已病之人"中轻、中、重的判断依据及风险

状态	判断依据 （需同时满足以下条件）	风险
已病之人 （轻）	(1) 体质类型 0~1 级； (2) 中医辨证证型轻度； (3) 阿森斯失眠量表评分 7~12； (4) 对工作和生活有轻度的影响	（1）"传"的风险：在发展过程中容易出现困倦、烦躁、郁闷、紧张不安等。严重者可有心率加快、精神失常、强迫症、神经官能症等神经精神疾病的发生。失眠对工作和生活造成的负面影响主要有：白天陷入睡眠状态；感觉疲惫不堪；注意力不集中；记忆力下降；遇事犹豫不决；烦躁；沮丧；意外事故和受伤的危险性增加。 （2）"源"的风险。 ①心理性：可由于环境改变，一时的情绪影响等因素诱发，觉醒过度，频繁醒转。 ②疾病：各种躯体疾病如心源性或肺源性所致的心悸、呼吸困难、疼痛、各种原因引起的尿频均可导致失眠；恐惧症、焦虑、强迫症、抑郁症和恐惧易形成短期失眠，忧郁症和神经衰弱可致长期失眠。 ③药物、咖啡、茶等引发的失眠。④其他原因如睡眠诱发呼吸障碍伴发的失眠等
已病之人 （中）	(1) 体质类型 2 级； (2) 中医辨证证型中度； (3) 阿森斯失眠量表评分 13~18； (4) 对工作和生活有明显的影响	
已病之人 （重）	(1) 体质类型 3 级； (2) 中医辨证证型重度； (3) 阿森斯失眠量表评分 19 分以上； (4) 对工作和生活有严重的影响	

三、失眠防治的 KY3H 健康保障服务的主要内容

KY3H 健康保障服务综合了慢性失眠防治的现状，本着"中医为体、中西兼用"的原则，对失眠患者进行健康测评，并针对失眠"未病、欲病、已病"的不同风险，就"调、管、治"提出风险管理要点。

（一）失眠患者的健康测评

1.宏观：体质辨识方法

对于个体健康状态中体质辨识的方法，主要采用北京中医药大学王琦教授制定的"中医体质分类判定标准"。

2. 中观：脏腑、经络及证候辨别

中医证候辨证参照国家中医药管理局1995年发布的《中医病证诊断疗效标准》辨证标准分五种类型。

肝郁化火：心烦不能入睡，烦躁易怒、胸闷胁痛，头痛面红，目赤，口苦，便秘尿黄。舌红，苔黄，脉弦数。

痰热内扰：睡眠不安，胸闷，心烦懊恼，胸闷脘痞，口苦痰多，头晕目眩。舌红，苔黄腻，脉滑或滑数。

阴虚火旺：心烦失眠，或时寐时醒，手足心热，头晕耳鸣，心悸，健忘，颧红潮热，口干少津。舌红，苔少，脉细数。

心脾两虚：多梦易醒，或朦胧不实，心悸，健忘，头晕目眩，神疲乏力，面色不华。舌淡，苔薄，脉细弱。

心虚胆怯：夜寐多梦易惊，心悸胆怯。舌淡，苔薄，脉弦细。

3. 微观：实验室及影像学等相关检查

（二）对"未病之人"健康状态风险的管理

对"未病之人"——防"生"的风险，重在调理机体的健康状态，消除健康状态风险因素。

1. "生"的风险：产生本病危险因素的风险

"生"的风险：发生失眠危险因素的风险。

具体包括以下几点。

（1）体质、性格偏颇逐渐加剧。

（2）存在未解决的重大生活事件和心理冲突，易感因素或高危因素增多。

（3）上班族、长期服用对睡眠有不利影响的药物、围绝经期人群、不良生活习惯等。

"生"的风险无失眠的直接始动因素（或病因），如脑卒中、高血压、血容量不足、呼吸系统疾病史，无夜尿频等；也无中医辨证的心系疾病的相关证候。

2. "生"的风险管理要点

（1）调理机体的健康状态。根据失眠易患的体质特点分别从精神、饮食、起居、运动锻炼及药膳等方面进行调理。精神方面给予心理疏导，防止发生抑郁、焦虑而导致失眠；饮食方面，睡前过饱过饥容易引起脾胃运化失调，从而影响心/脑的主精神活动功能，进一步发展就是失眠，因此倡导睡前宜七分饱，从而自身调节脾胃功能，达到未病先防的目的；睡前可以喝一杯牛奶，牛奶归经为脾胃，可以调补脾胃；起居方面，遵循原有的生物钟；运动方面，睡前半小时不宜做过于激烈的运动；药膳方面对气郁质给予甘麦大枣粥，阴虚质者给予阿胶鸡子黄汤，瘀血质者给予桃仁五味子蜂蜜糊，通过以上几种药膳纠正偏颇体质。在卧室备一些清香的水果，水果的香气可以使人容易入睡。

（2）管理健康状态风险人群。针对可能具有危险因素的普遍人群，定期体检和睡眠量表的测评。在常规体检中，所有的人都应该接受评估，包括临床因素和社会地理因素的评估，确定是否有发展成为失眠的危险。临床因素的评估包括脑卒中、高血压病史等；社会地理因素的评估包括：老年人、饮浓咖啡、抑郁、精神状态不健康、身体状态差、劳动力丧失、社会能力丧失、居住在贫困欠发达地区等。

（三）对"欲病之人"健康状态风险的管理

对"欲病之人"——"改善状态，防病前病、病后病"，即改善高危、康复之人失调的整体功能状态（固本培元），管理失眠"成、复"的风险。

1. "成"的风险管理要点

（1）"成"的风险：内部或外部致病诱因导致本病病理因素生成的风险。

包括：①失眠病前常见体质如气郁质、阴虚质、瘀血质的形成。②失眠患者先天禀赋不足，或后天饮食不节、劳累过度，易感受外邪。③引发失眠相关病症：甲状腺功能亢进、高血压、痛风、糖尿病、脑卒中后遗症等，以及咳嗽、哮喘、疼痛、心悸、夜尿频等症状。

（2）"成"的风险管理要点。

1）健康体检：主要包括失眠的专项检查和睡眠量表测评，定期随访，至少三个月一次，随访内容主要为病史和体检，如血压、血糖等，应根据患者具体情况选择。

2）改善"欲病之人"失调的整体功能状态（固本培元），包括精神、饮食、起居、运动锻炼及药膳食疗等。饮食主要多吃富含纤维的水果和蔬菜,如玉米、桃子、苹果、笋干、芹菜、藕等,有利于清肠,小肠和心相表里,肠清心火则不旺。药膳如补肾阴的龟、鳖等,以达滋阴降火、水火相济、心肾交通的目的。后天饮食不节者,给予睡前半小时服用健脾消食的消食片或采用三步推拿法(头面部和四肢给予轻柔的手法,腹部给予掌揉法使其消化增快),从而预防中医的"胃不和,卧不安"。

针灸疗法:对于气郁质者,预防心火过亢导致的失眠措施,可以很好地运用针灸的子午流注理论来实行取穴。少冲为心经母穴,五行属木,木生火,火性炎上,故可以泻肝经母穴曲泉、子穴行间;神门为心经子穴,也采用泻法;针刺时间宜为下午的1~3点。方法取少冲放血,神门采用白虎摇头法;对于阴虚质者,预防阴虚火旺所致失眠,根据水火不济理论,也可以采用针灸方法:原则为滋肾水,泻心火,取穴为肾经母穴复溜,心经子穴神门,针刺方法为补复溜,泻神门;对于瘀血质者体质失调所致失眠,同理可以选取心经母穴少冲、子穴荥穴少府。(《灵枢·九针十二原》中记载为"所溜为荥"故荥穴是活血化瘀的好穴),再配合肝经的本穴太冲,太冲属土,火能生土,故以上穴位都应该配合申脉、照海、内关、百会、四神聪和心俞等,都采用泻法,纠正体质失调,从而避免失眠的发生。

2. 干预服务要点

(1)自助干预:针对"欲病之人"欲病状态轻、中、重,提供不同的《(失眠)个体人健康状态风险管理方案》,自主规范生活方式：①睡眠卫生指导：每天准时睡眠和起床，睡眠时心情平和，做到"先睡心，后睡眠"；创造良好的睡眠环境，安静、避强光等。指导其改变一些非功能性的睡眠习惯和带有负性暗示行为，促进其理性对待失眠。②限时睡眠疗法：缩短患者在床上时间，使其在床上的时间尽量接近所需的睡眠时间。使之一到床上就引起睡眠反射，不要躺在床上等觉睡。③时相时间疗法：适用于睡眠时相延迟综合征患者。嘱患者每日将睡眠时间提前3小时，直到睡眠——觉醒时间符合一般社会习俗，需1周左右时间。

（2）介入干预：①提供纠正偏颇体质（阴虚质、气郁质、瘀血质）的 KY3H 体质调理食谱等，如：阿胶鸡子黄方用于纠正阴虚质的失眠患者，气郁质的给予甘麦大枣粥，瘀血质桃仁五味子蜂蜜糊。②为"欲病之人"提供调理脏腑功能状态的心理疗法、运动锻炼等，方案如下。

日光疗法：可以促进松果体分泌褪黑素，还能调节人体昼夜节律起搏器，可用于防治睡眠时相延迟或提前综合征，使睡眠—觉醒节律同步化、正常化。

放松练习：如瑜伽、气功、松静功等。

心理疗法：医生耐心倾听患者的倾诉，为患者讲清睡眠与失眠的基本知识，纠正一些对失眠的错误认识，从而消除恐惧心理，努力转移患者对失眠的关注，鼓励其多参加文娱、体育活动，寻找新的精神寄托，保持愉快心情。

1）积极治疗可引发失眠的相关疾病：失眠往往多由抑郁、高血压、脑卒中、焦虑等疾病引发。因此，对相关疾病进行中西医结合治疗，可防止或减少失眠发生。高血压者给予相适应的降血压，脑卒中者给予肢体功能的康复训练，心理障碍者给予心理疏导。

2）失眠已缓解的患者，尤其应避免各种诱因，如感染、药物等，特别是停止服用一切对睡眠有影响的药物、咖啡和浓茶等；坚持长期应用中医为主的综合治疗方案，预防复发。

（3）文化干预：普及"欲病状态"预防失眠的有关知识，推广中医养生文化和健康生活方式。就诊时分发自编的失眠专刊，增加对失眠的认知。

3. "发"的风险管理要点

（1）"发"的风险。

1）"成"的风险加剧状态。

2）致病诱发因素：甲状腺功能亢进、高血压、痛风、糖尿病、脑卒中后遗症期等，以及咳嗽、哮喘、疼痛、心悸、夜尿频等症状。

（2）"发"的管理要点。（包括以下方面）

1）维护平和体质，纠正偏颇体质。

2）脏腑经络功能调理。①五脏证型提供的相应调理方案。②本病脏腑及相关脏腑经络功能调理方案。

3）预防"发"的方法。

音乐疗法：根据五音，气郁质者给予欢快的音乐疗法，创造兴奋点；阴虚质、淤血质者，给予柔和的轻音乐，如古筝、班得瑞（迷雾森林、寂静森林等）缓解躁动情绪，使患者沉醉于那种环境中。

耳穴贴压法：双侧心、神门；皮质下、神门；肾、心、脑干、阳性反应点。此外还可以配合捏脊疗法。

药物疗法。治疗糖尿病引起的失眠时可以根据中医的"三消"方法给予。如消渴方、白虎加人参汤和左归丸中再加入安神的中药如：气郁质者加酸枣仁、甘松、郁金；阴虚质者加山茱萸、阿胶和生龙齿等；瘀血质者加丹参。

4）减少或消除诱"发"的因素：排除会导致失眠的高危因素和可引发失眠的相关疾病。

4.　"复"的风险管理要点

（1）"复"的风险：本病治愈后，内部或外部致病因素导致疾病再次发生的风险。

1）整体功能状态下降（包括体质、脏腑经络功能）。

2）致病因素重复出现（包括高危因素和诱因）。

3）虽临床治愈或缓解但病理改变未完全消失。

（2）"复"的管理要点：定期做好常规体检，检测相应的生化指标，对其生化指标进行评判，结合临床依据给予适当的危机干预。

（四）已病之人（轻、中、重）三种健康状态的风险管理要点

对已病状态（未"传"和"源"）的"已病之人"（疾病之人）——"（协助）治疗该病（治标），改善状态（治本），防病中病"，

即改善"已病之人"失调和更失调的整体功能状态（治本、固本培元），管理该病"传"和"源"的风险。

"（协）治失眠"：协助患病的个体就医，治疗失眠，解除或减轻由失眠引起的病痛和痛苦（治标）。

"改善状态"：改善个体失调的整体功能状态（治本），以及失眠发病中，"传""源"进一步引发的整体功能状态的失调（预防和减少由失眠以及治疗所引发的系列疾病等）。管理失眠的"发""传""源"的风险。

1. "传"的风险管理要点

（1）"传"的风险：本病在疾病发展过程中出现并发症的风险。

1）整体功能状态下降（包括体质、脏腑经络功能）。

2）致病因素持续或加剧（包括高危因素和诱因）。

3）病理损害的持续存在或进展。

4）引起并发症的高危因素等相关因素。

（2）"传"的管理要点。

1）维护平和体质，纠正偏颇体质。

2）调理脏腑经络功能。五脏证型提供的相应调理方案。本病脏腑及相关脏腑经络功能调理方案。

3）本病的防传变方法（含罹患本病的高危因素和可引发传变的相关疾病）。

非药物：因对失眠认知不够而导致的抑郁、焦虑和强迫症应给予心理学上的认知疗法；根据患者的体质和中医辨证分型，采取未病先防的措施，给予相应的针灸疗法。常规选穴为：内关、神门、太阳、申脉、照海、四神聪、百会和安眠穴，对于气郁质者即将要发生由于肝气郁结导致的焦虑症可以配合合谷和太冲疏肝解郁；对于瘀血质者即将要发生失眠导致的偏头痛者，可以选合谷、太冲和膈俞（放血疗法）；对于阴虚质者引起失眠，给予心俞、脾俞、胃俞等。

药物：气郁质者柴胡疏肝散，气郁质所产生的狂躁症可以给予丹栀逍遥散，气郁质而致癫狂者属痰火内扰者给予黄连温胆汤或礞石滚痰丸；阴虚质失眠而伴有遗精者给予交通心肾的交泰丸或坎离丹；瘀血质者而致的全身各处的疼痛者可以给予血府逐瘀汤加味。

4）减少或消除致病因素。

2. "源"的风险管理要点

（1）"源"的风险：失眠在防治过程中引起的医源性、药源性疾病的风险。

1）心理性：可由于环境改变，一时的情绪影响等因素诱发，觉醒过度，频繁醒转。

2）疾病：各种躯体疾病如心源性或肺源性所致的心悸、呼吸困难、疼痛、各种原因引起的尿频均可导致失眠；恐惧症、焦虑、强迫症、抑郁症、恐惧和焦虑易形成短期失眠，忧郁症和神经衰弱可致长期失眠。

3）药物、咖啡、茶等引发的失眠。

4）其他原因如睡眠诱发呼吸障碍伴发的失眠等。

（2）"源"的管理要点。

1）维护平和体质，纠正偏颇体质。

2）脏腑经络功能调理：根据自拟中医证型量表调整治疗重点。

3）本病的防源技术和方法。

非药物：心理性失眠给予心理支持疗法，缓解患者悲观、失望、焦虑等，可采取中等强度的体育锻炼或严格的睡眠规律和早晨的光疗；对于药物引起的失眠，逐渐减量直至停用对睡眠有影响的药物，观察一段时间后给予睡眠测评量表，评价睡眠质量，配合心理疏导，重建睡眠信心。

药物：针对医源性和药源性引起的失眠患者，西药给予半衰期长副作用少的（如阿普唑仑），从小剂量开始使用，或胰岛素低血糖疗法；有癫痫史者给予丙戊酸钠，心动过速者给予普萘洛尔，对焦虑激动或睡眠障碍者给予帕罗西汀等抗抑郁药。中药可以给予丹栀逍遥丸、天王补心丹、枣仁安神丸、七叶神安片、柴胡疏肝散、六味地黄丸、黄连阿胶汤等。

针对以下三个阶段的主要治疗措施。

已病之人（轻）——失眠早期

这个阶段的失眠患者，临床除了原发病的临床特点以外，大多无特殊的症状和体征，中医辨证多为虚证，而标实的证候不明显。其主要治疗要点如下：①积极治疗原发病，控制危险因素。②中医中药以"调补心神"为法，以改善、维护和增强体质，调理体质的偏颇。③合理饮食调养，配合中医辨证药膳食疗方。④通过针灸（申脉和照海）、推拿（三步推拿法）、养生气功等改善自身功能状态。⑤进行失眠相关知识及预防等的宣教。⑥养成良好的生活起居方式，避免过劳、过激、过于随意等。

已病之人（中）——失眠中期

这个阶段的治疗包含六个方面：①在调补心神的主方上增大安神药的用量，加强安神的效果。②通过针灸（申脉、照海和神门）、推拿、养生气功等改善自身功能状态。③长期配合中医辨证药膳食疗方（甘麦大枣汤等）。④继续积极治疗原发病，并防止焦虑、抑郁、内分泌紊乱等并发症。⑤注意调节情绪和自身的生物钟。⑥进行精神心理疏导，重建睡眠信心。

已病之人（重）——严重失眠期

治疗要点如下：①对于进入该期的患者给予增大剂量的镇静催眠和活血化瘀类药。②加强营养治疗，配合中医辨证药膳食疗方、膏方等。③针灸给予刺络放血疗法，选择穴位为肺俞、膈俞和心俞。

小结

WHO研究报告：人类1/3的疾病通过预防保健是可以避免的，1/3的疾病通过早期发现是可以得到有效控制的，还有1/3的疾病通过信息的有效沟通能够提高治疗效果的。对失眠的中医健康管理在阴阳寤寐学说指导下，通过对个体健康信息的全面采集、状态评估、中医干预、方案优化的全过程，达到"未病先防、即病防变、瘥后防复"

的目的，从而实现个人躯体、精神与自然、社会和谐融合的较为完美的生活状态。